免疫是健康之本

胜过万千良药

守护你的生命丛书

总主编/金大鹏

免疫力与生命

主　　编　李先亮

副 主 编　王剑锋　窦亚玲　刘晓巍

编　　者（按姓氏笔画排序）

王丽华　王剑锋　叶洪楠　田　浩　史巧德
朱继巧　刘　红　刘　喆　刘险峰　刘晓巍
许文犁　孙彦波　李　想　李先亮　李俊峰
杨宇祥　张雅薇　张智海　姚伟丽　高香丽
郭　瑛　唐晓昱　窦亚玲　樊艳辉

人民卫生出版社

·北　京·

图书在版编目（CIP）数据

免疫力与生命 / 李先亮主编. -- 北京 : 人民卫生出版社, 2026. 2. -- ISBN 978-7-117-39176-4

Ⅰ. R392-49

中国国家版本馆 CIP 数据核字第 202618AP41 号

人卫智网	www.ipmph.com	医学教育、学术、考试、健康，购书智慧智能综合服务平台
人卫官网	www.pmph.com	人卫官方资讯发布平台

免疫力与生命

Mianyili yu Shengming

主　　编：李先亮

出版发行：人民卫生出版社（中继线 010-59780011）

地　　址：北京市朝阳区潘家园南里 19 号

邮　　编：100021

E - mail：pmph @ pmph.com

购书热线：010-59787592　010-59787584　010-65264830

印　　刷：天津市光明印务有限公司

经　　销：新华书店

开　　本：710 × 1000　1/16　　印张：16

字　　数：165 千字

版　　次：2026 年 2 月第 1 版

印　　次：2026 年 2 月第 1 次印刷

标准书号：ISBN 978-7-117-39176-4

定　　价：88.00 元

打击盗版举报电话：010-59787491　E-mail：WQ @ pmph.com

质量问题联系电话：010-59787234　E-mail：zhiliang @ pmph.com

数字融合服务电话：4001118166　E-mail：zengzhi @ pmph.com

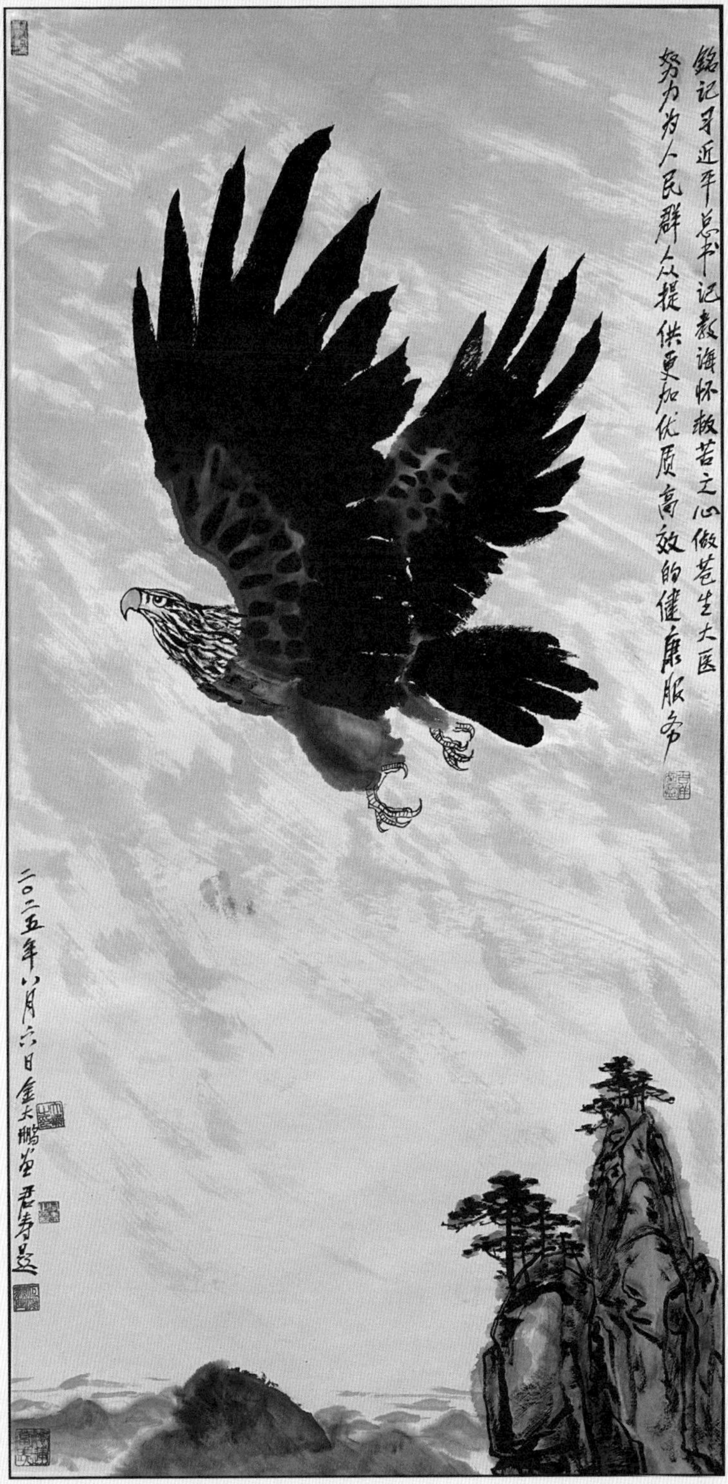
铭记习近平总书记教诲怀救苦之心做苍生大医
努力为人民群众提供更加优质高效的健康服务
二〇二五年八月六日金大鹏画 君寿题

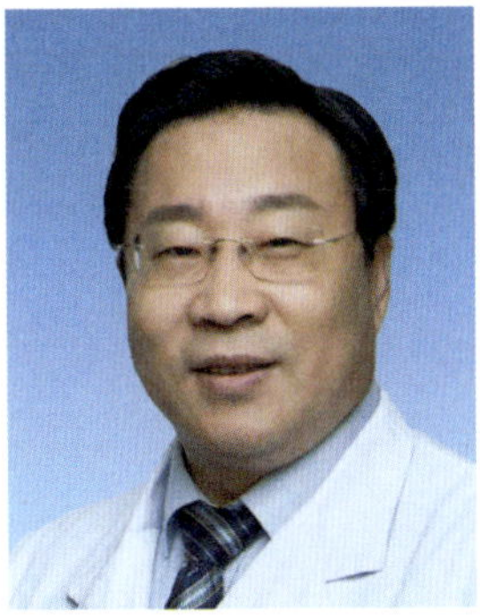

主编简介

李先亮，首都医科大学附属北京朝阳医院肝胆胰脾外科主任医师，教授，硕士研究生导师，中国老年保健协会免疫健康管理委员会主任委员，中华医学会外科学分会实验外科和转化医学学组全国委员，中华医学会器官移植分会基础研究学组委员，中国医师协会器官移植分会免疫研究学组全国委员。2010 年作为海外留学人才引进到北京朝阳医院肝胆外科。2014 年，入选科技部科学中国人杂志“年度医疗人物”；2020 年提出以免疫力为核心的免疫健康管理模式，在 CCTV-10 频道报道；2024 年推出第一个“中国免疫力量化评估体系临床应用”专家共识，获评“人民好医生”称号，出版《免疫力是第一生命力》科普图书。

内容简介

天地之道，不过阴阳；健康之秘，系于免疫。多次疫情扫荡寰宇，在疫情面前众生平等，免疫力强大的个体，才可以健康无忧。免疫力如何解码，已成为国家重大攻关项目。芸芸众生更是在健康长寿和祛病延年的路上不断求索。

本书从探索生命健康本源的初心出发，分析免疫力的解码之路，解读免疫健康的管理模式，分享免疫力调节的日常方法，并结合主编 30 多年的临床实践和思考，以及无数典型的真实数据和案例，为大家讲解免疫力是何物，揭开免疫力的神秘面纱，让免疫力乖乖地为我们的健康服务。

健康本可无忧，只要找到打开健康的钥匙，便可登免疫力之堂，入自我健康之室，每个个体才可以成为真正的自我健康守护者。同时需要传播免疫健康的理念，帮助他人获得健康，只有这样才可以真正实现健康中国。遂邀请同道共撰此书，视为免疫力健康探索的尝试，馈赠读者，唯愿众生免疫无忧、健康长寿，为我华夏铸就免疫健康长城。

前 言

我本是一介凡俗愚笨之人，得老天垂怜指引，幸入医门三十六载。曾经年轻无畏，负笈中国香港，留学法国，求学医术于中西。也曾数次作报告于国际学会，侃侃而谈实验成果；曾向国际大咖当面请教，讨论参悟专家共识和学术指南。文章偶有小成，遂得机缘回京，重拾柳叶刀，再续医缘。

有幸得科室领导指导提携，还有众多同事帮助鼓励，自我努力不辍，也逐渐成长。管患者、值夜班、做手术、搞科研、报课题、发文章、带学生、讲大课、频交流，进入全方位、全流程培养成长通道。时光流转，俨然间专家形象呼之欲出。偶有感慨我的大医生梦，距离实现已不远了。内心不免有飘忽感，甚至窃喜，在医学殿堂，我也算登堂入室了。

不知何时，突发困惑，手术做得越多，感触越深。为何有些疾病，我们医生无论如何努力，治得了病，却救不了命。为何即使医院床位再多，患者还是在排队等床入院。为何我们医护人员拼了自己的健康去践行白衣使命，而社会群体的健康现状却越发严峻。到底问题出在哪里，是我们的方向错了吗？

我知己心笃定于免疫力赛道，于是十年前，孤身上路，开始探索免疫健康本源，寻求免疫健康管理的真谛。在寻道证道的路上，幸遇更多同道中人，结伴探索，共攀免疫健康之巅峰。

在中国老年保健协会领导下，牵头组建中国免疫健康管理专业委员会，邀请海内外专家一起，探索免疫健康之路，分享免疫健康经验，汇聚大家智慧，一起呵护免疫，守卫健康。幸遇医疗行业前辈金大鹏教授指点，得北京融和医学发展基金会帮助，凝智聚力，有机缘完成此书。

免疫失衡是疾病发生的上层维度，从免疫力出发，做到本末同治，就可以实现西医治未病，健康关口前移，真正从疾病治疗走向疾病预防。愿以此书为契，寻得共勉之伴，求证健康之道，为国构筑免疫健康长城，屹立东方。倘有小成，亦不负此生。

编者

2025 年 10 月

目 录

第二章

免疫管理是实现主动健康的关键

第一章

初识免疫力
——致敬我们陌生的“亲人”

第一节 什么是免疫力

一、免疫力是人体王国的“万里长城”

“天地玄黄，宇宙洪荒。日月盈昃，辰宿列张。寒来暑往，秋收冬藏。”《千字文》开篇讲述了时空浩大而有节有序。人的身体就是个小宇宙，身体构造和运行规律也浩大而精密，各司其职。人在天地之间，微弱渺小，如沧海一粟。面对四季更替，风霜雪雨，病毒侵袭，如何安身立命呢？到底是谁在保护生命历经风雨却高枕无忧呢？

听专家说

人体就像一个王国，大脑是国王，心、肝、脾、肺、肾等各个脏器就是国家的重要公职部门，如心血管系统就是交通运输部，肾脏就是生态环境部，肝脏就是内务部，呼吸系统就是外交部，皮肤和黏膜就是边境线。肿瘤就是黑社会，炎症、结节、息肉就是小偷，病毒就是外来侵犯的敌人。任何一个国家的良性运转，都需要军事力量，包括武装军队、警察、特警、保安等，构成强大的安全防线，人体王国的安全防线就是免疫力军队，即我们的免疫细胞和它的战斗系统。可以说，免疫力就是身体健康的万里长城！

人体内的免疫防线，宛如一支训练有素、装备精良的隐形军团，日夜巡逻，随时击退外敌、消灭内患。它由免疫器官（如骨髓、胸腺等免疫细胞的大本营）、免疫细胞（如 T 淋巴细胞、B 淋巴细胞等战斗主力）和免疫分子（如细胞因子、抗体等作战武器）构成，共同铸就守护人体健康的万里长城。

人体的免疫万里长城，精心布置了三大军事防线。

1. 第一道防线：皮肤和黏膜（国境边界线）

皮肤和黏膜构成了免疫系统的第一道防线，像城墙那样抵挡了外来物质随意进入城中，不仅能阻挡病原体侵入人体，还能分泌乳酸、脂肪酸等物质，抑制乘虚而入的病原体生长繁殖。例如，女性生殖道内有大量的乳酸菌，它们代谢葡萄糖产生乳酸，使得生殖道 pH 值在 3.5~4.5，在这种酸性环境中许多病原体不能存活。再如皮脂中游离脂肪酸可以插入病原体细胞膜中，扰乱内部使其不能生存。

2. 第二道防线：体液中的杀菌物质和吞噬细胞（边境巡逻士兵）

当病原体突破第一道防线时，体液中的杀菌物质和吞噬细胞便开始发挥作用。它们如同一支训练有素的特种部队，迅速消灭入侵的敌人。例如，眼泪、唾液、汗液里含有溶菌酶，可破坏病原体细胞壁使其死亡。血液里有抗体、补体、抗微生物肽等小分子，都有干掉病原体的独门绝技。

3. 第三道防线：免疫器官和免疫细胞（常规各大军区和军兵种）

免疫器官（如骨髓、脾脏、胸腺、淋巴结）和免疫细胞（如淋巴细胞）构成了免疫系统的主要防线。它们作为常规军事储备，训练有素，随时准确识别并清除入侵的病原体或者自己体内的背叛者。

健康的奥秘，其实藏在祖先的智慧里。《黄帝内经素问 · 上古天真论》记载："上古之人，其知道者，法于阴阳，和于术数，食饮有节，起居有常，不妄作劳，故能形与神俱，而尽终其天年，度百岁乃去。"遵循自然规律生活，守护好身体的防线，健康长寿并非难事。

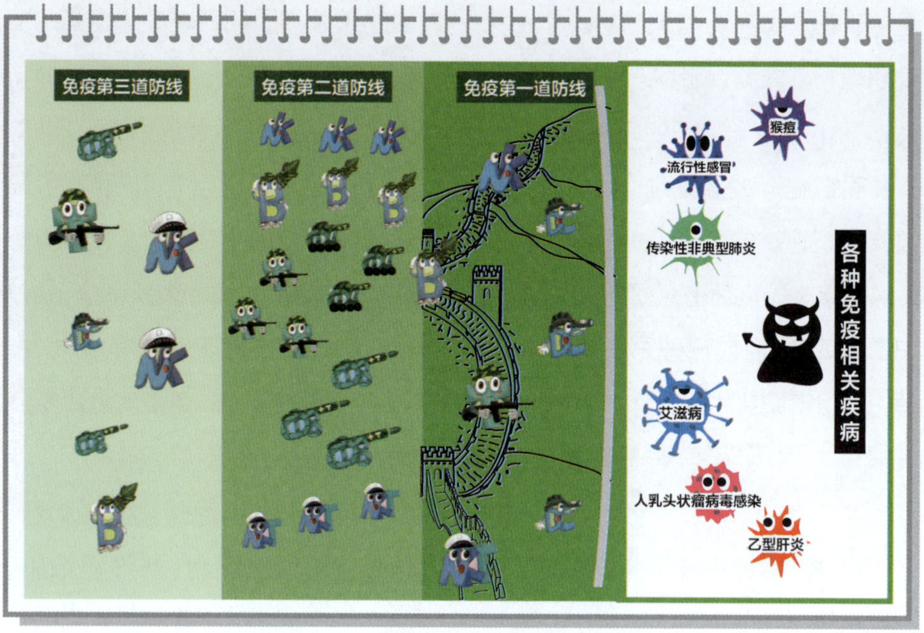

共筑免疫健康长城

（郭 瑛　贾亚男）

二、免疫军队的前世今生

免疫力的发现和研究历经波折，古代对其认识较粗浅，到近代才逐渐揭开其神秘面纱。然而，随着现代免疫学发展，免疫力让人既熟悉又陌生。究竟该如何认识免疫系统？免疫器官如何形成，又有何重大作用？

听专家说

1. 胸腺被发现，是现代免疫学发展的里程碑

17世纪，血管研究逐渐清晰，淋巴研究却仍浅显。瑞典医生奥洛夫·鲁道夫在解剖时发现淋巴管与脾脏结构，首次提出淋巴系统可能是身体重要的“清道夫”，由此开启免疫器官研究。

曾有科学家认为胸腺无用，且会随年龄退化。但20世纪60年代有研究表明，胸腺对免疫系统至关重要。T淋巴细胞（简称“T细胞”）在胸腺中发育成熟，作为特种免疫细胞，能精准识别、攻击病原体，防止免疫系统自我攻击，这些能力皆在胸腺中习得。科学家通过动物实验证实，无胸腺动物免疫力极差，极易染病。移除小鼠胸腺后，小鼠无法识别入侵的病菌，最终死于感染。这项研究颠覆了人们对胸腺的认知，也揭开了免疫系统运作的一角。

2. 免疫系统的“司令部”：中枢免疫器官

中枢免疫器官又称为“初级免疫器官”，意味着核心和起始，是指挥部。骨髓是免疫细胞的诞生地，是制造免疫细胞的“兵工厂”，所有的免疫细胞都在这里诞生。

胸腺就是免疫系统的“新兵训练营”。T细胞在骨髓中诞生后，“新兵蛋子”T细胞会被送到胸腺进行“专业培训”，不仅要学习如何识别敌人并消灭它们，更要学会如何识别“自我”。训练合格的T细胞拥有一身好本领、具备了战斗能力，才能考核合格进入外周血，到达各个外周淋巴器官。而考核不合格的“士兵”就会直接进入胸腺删除程序，原地淘汰。

3. 免疫系统的“大本营”：外周免疫器官

外周免疫器官又称为“次级免疫器官”，包括淋巴结、脾脏、扁桃体、消

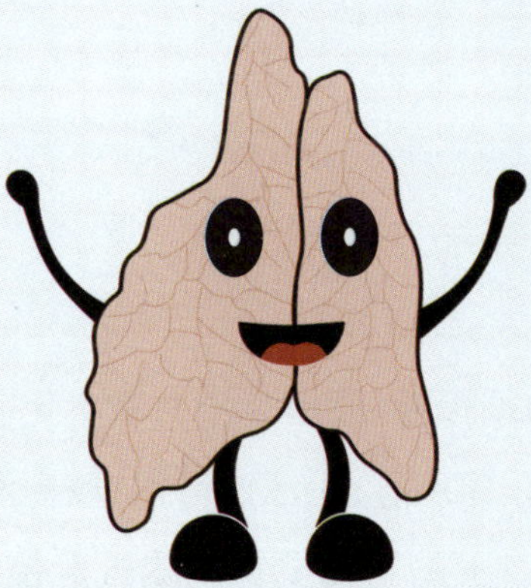

胸腺是“新兵训练营”

化道/呼吸道处的黏膜相关淋巴组织等，是免疫细胞成熟的场所（各大军区部署和驻军兵站），也是免疫反应发生的主要战场。

脾脏：是外周最大、最重要的免疫器官，具有多种免疫功能，是B淋巴细胞（简称“B细胞”）的主要成熟场所和释放抗体的主要根据地，相当于火箭军总部。脾脏是免疫系统的外周“大本营”和“废品处理厂”。脾脏不仅储备着大量的免疫细胞，还负责清理那些已经退役或损坏的红细胞，相当于退役军人服务中心。

淋巴结：是免疫细胞的“前敌指挥中心”。淋巴结就像一个个战斗指挥所，位于身体的战略要地，如颈部、腋下和腹股沟。一旦敌人（细菌、病毒等）入侵，淋巴结就会快速召集免疫细胞，开展猛烈攻击。

扁桃体和黏膜相关淋巴组织：黏膜和皮肤是身体与外界环境接触的第一道防线，是入口的守卫，是保护口腔和鼻腔的哨兵，它们能够迅速识别并清除入侵的病原体。如果细菌试图从口腔或鼻子潜入体内，扁桃体的免疫细胞也会迅速做出反应，防止敌人进一步侵入身体内部，保护身体免受伤害。

健康是人类的生存根基，有健康才有安全感与幸福。尽管科技进步了，人类仍面临诸多健康挑战：埃博拉病毒等致命新病毒不断涌现，心血管疾病、糖尿病、癌症等慢性疾病在全球蔓延，社会竞争与生活压力致使心理健康问题频发，医疗资源分配不均问题也依旧突出。免疫力是应对这些难题的关键钥匙。只有呵护好免疫力，才能保障身体健康，拥抱幸福生活。

（郭 瑛　贾亚男）

三、免疫力是生命的氧气，是生命之根

人们都知道免疫力很重要，但是免疫力看不见、摸不着。有些人感觉自己很健康，体检也没有任何疾病，生活过得很惬意，没有很大的生活压力，就认为自己免疫力没有大问题，不需要特别重视免疫力。免疫力到底有多重要呢？

听专家说

想要弄明白免疫力的重要性，首先要了解免疫力的“十八般武艺”都有哪些。免疫系统的功能可谓丰富多彩，千变万化，其中高手云集，可谓神机妙算，运筹帷幄，决胜千里，以下仅为冰山一角。

1. 识别“敌我”（打击外患）

免疫系统立场坚定，敌我分明，能够识别自身细胞和外来敌人（病毒、细菌等），确保不攻击自身成分。

2. 清除病原体（清除内忧）

免疫细胞中的B淋巴细胞（简称“B细胞”）、T淋巴细胞（简称“T细胞”）等，好比包大人手下的王朝、马汉，通过产生抗体和细胞毒性作用，消灭潜伏在体内的病原体。

3. 监控和清除癌细胞

免疫系统具备监控和清除异常或病变细胞（如癌细胞）的能力，从而有效预防肿瘤的发生。

4. 修复受损组织（战后重建）

免疫细胞参与炎症反应，促进受损组织的修复和再生。抢险救灾军人总是冲在第一线的。机体面对病毒或者肿瘤等战斗后的灾后重建，也需要免疫系统的军队先行。

5. 维护器官功能（常规执勤）

在人体实质性器官中，至少20%是免疫细胞，它们的存在是维护器官功能的必要保障。假想一下，如果学校没有保安，公路上没有交通警察，边境线没有海关，社会将出现混乱。因此，维护器官功能基本秩序，免疫力是必要且核心的保障。

李先亮教授曾经说过，“人体90%以上的疾病与免疫力相关”。而一位曾留学日本的教授，在与李先亮教授交流时提出“人体没有一种疾病不和免疫力相关”。如果把人体比作大树，地上枝繁叶茂依赖于地下根系健康，免疫力就是生命之树的根本。根系不健康，生命之树就会出问题，结出不同的恶果。从西医角度，肿瘤引起的恶病质状态，就是免疫力衰竭状态，意味着生命走向终点。

免疫力好的人，预防疾病的能力强，快速康复的能力也强，生活质量得到极大的保障，人生进入上行通道，走向幸福、成功的未来。而免疫失衡或者免疫力衰竭的人，生活质量下降，疲惫不堪，心烦失眠，体弱多病，人生进入下行通道，生命的苦难接踵而至，生命天空长期阴云密布。

失去了免疫力，生命就像没有了氧气，甚至会走向死亡，健康不再是自由的选择，生命的代价将是不可承受之重。

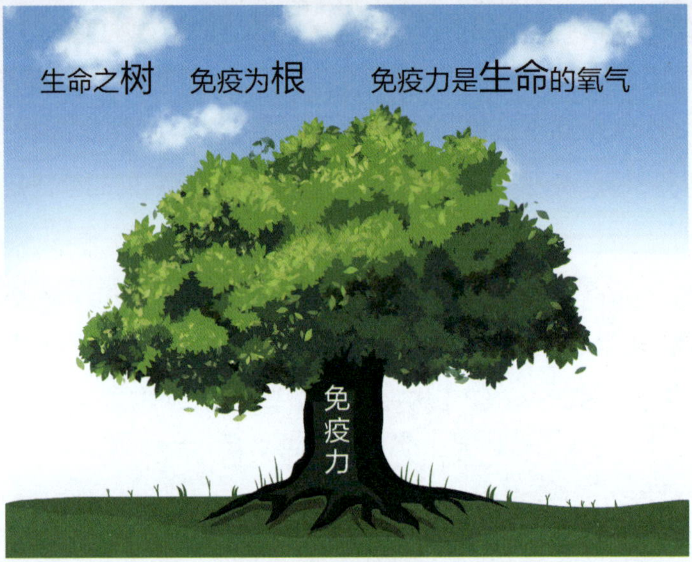

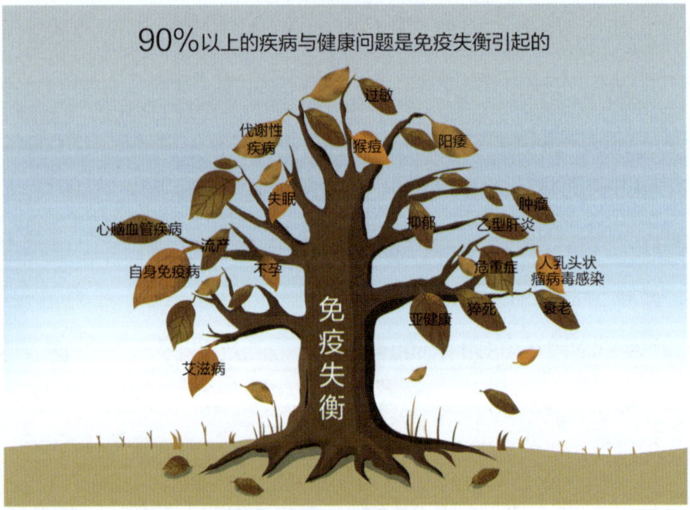

生命之树，免疫为根；失去免疫力，便结出各种恶果

（郭　瑛）

四、免疫力从哪儿来

免疫力概念的形成历经漫长的岁月，贯穿古代中医理论与现代免疫学发展。虽难确定最早提出者，但随着生命科学与医学研究推进，其概念渐趋清晰，成为描述机体抵御外来侵袭、维持内环境稳定能力的专业术语，被大众广泛接受。免疫系统如人体健康长城，免疫力则是隐形护盾，时刻守护机体免受外界伤害。

听专家说

1. 免疫力的起源：生命的馈赠与环境的塑造

免疫力，这股神奇力量与生俱来，源于生命最初的馈赠——遗传信息。基因中的密码，为身体免疫系统奠定基石，宛如一座坚固城堡，天生具备抵御外敌的能力。母亲怀胎十月，通过胎盘与脐带血馈赠免疫球蛋白，帮助机体迎接充满挑战的新世界。母亲乳汁，特别是初乳，富含抗体与免疫活性细胞，经新生儿肠道发挥作用。

免疫力的成长并非一朝一夕之功。它需不断与外界互动，接触细菌、病毒等微生物，在这个过程中学习适应，如同勇敢的骑士在战斗中磨砺剑术，逐渐强大。这便是环境对免疫力的塑造。

2. 免疫力的平衡：高与低的艺术

有人或许会问，免疫力越高就越好吗？其实，免疫力并非越高越好，也非越低越差，而是需要合理平衡。这就如同调制鸡尾酒，各种成分比例恰当，才能呈现最佳效果。西方研究曾一味提倡提升免疫力。2018 年，陈列平教授在诺贝尔颁奖晚宴上发言，提出要将免疫力恢复到正常高水平，可西方医学却未阐明何为正常免疫力。

免疫力过高，机体会变得敏感，对花粉、食物等无害物质产生过度反应，引发过敏或自身免疫病，宛如过度紧张的守卫，把友军当敌人。免疫力过低，机体又无法有效抵御外界威胁，易导致感染、患病，恰似疲惫骑士无力招架敌人。所以，维持免疫力平衡极为关键。《黄帝内经》有云："阴阳者，天地之道也……生杀之本始"，强调阴阳平衡对生命活动的重要性。

李先亮教授结合中国传统医学智慧的阴阳平衡理论和现代西方医学

免疫学进展，提出正常的免疫力就是免疫调节和免疫效应的高水平动态平衡。在此理论指导下，我们可以开展免疫力量化评估体系研发，实现免疫力数字化解码，开创免疫健康管理的新时代。

维持正常免疫力的秘诀：①睡得好，保证充足睡眠，远离熬夜与过度劳累，睡眠时段是免疫系统修复和蓄能的黄金时段。②吃得香，保证摄入足量蛋白质、维生素与矿物质，如维生素C、维生素E及锌等对改善免疫功能有益。多吃蔬菜、水果、全谷物等富含抗氧化剂的食物，能够维护免疫系统。③跑得动，适度运动能强化免疫系统，提升抵抗力。散步、跑步、游泳等有氧运动，可让身体更健康、有活力。④笑得开，积极的心态与愉悦的心情利于提升免疫力，而压力过大会削弱免疫功能，学会放松、调整心态很关键。

免疫力是身体的宝贵财富，默默守护健康。珍视这份力量，以良好的生活方式维持其平衡稳定，与免疫力携手，共创健康美好的未来！

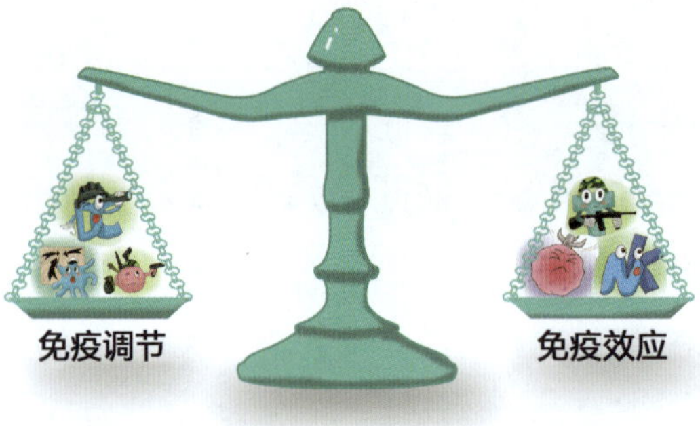

正常免疫力是免疫调节和免疫效应的高水平动态平衡

（郭 瑛）

五、免疫力，我们陌生的“亲人”

免疫力在生命科学殿堂里无疑是一位神秘而强大的守护者，它如同一位隐形的侠客，时刻保卫着身体的安全。免疫力像亲人一样呵护着身体，而大多数人亲而不知，近而不识。今天来揭开免疫系统的庐山真面目，探寻它背后的研究历程和神秘奥义。

听专家说

1. 东方医学早在古代已经发现身体对疾病的抵抗力

免疫系统的发现与研究历程，可以说是一部充满智慧与探索的史诗。《黄帝内经》作为中医理论的奠基之作，虽然没有直接使用“免疫系统”或“免疫力”这些现代术语，但其中的“正气”概念与现代免疫力的概念高度契合。

在《黄帝内经素问·刺法论》中提到：“正气存内，邪不可干，避其毒气。”这句话强调了人体内正气（即免疫力）的重要性。东晋葛洪所著的《肘后备急方》中记载了用狂犬脑敷治狂犬病的方法，这是世界免疫疗法的最早记载。这是最朴素的利用免疫抗体治疗疾病的尝试，方法虽然很简陋朴实，但体现了古人对免疫系统的朴素认识和对疾病防治的积极探索。《本草纲目》中提到的“稷米为末，顿服之，辟除瘟疫，令不相染”，以及利用大蒜、葱白等常见食材治疗，包括现代大家常用的四根汤，其目的就是补充阳气，直接提高免疫力，用于防治疾病，这都体现了中医在疾病预防和免疫调节方面的智慧。

2. 西方医学在免疫学道路上的探索

1796 年，英国医生爱德华·詹纳观察到挤奶女工因接触牛痘获得天花免疫力，便大胆将牛痘接种到人体内，成功预防了天花。这一创举开启了人类对抗传染病的新篇章，揭示了免疫系统在疾病预防中的关键作用。

到了 20 世纪，科学家深入探索免疫系统，发现免疫细胞、免疫分子等成分，阐明其相互作用机制。免疫学发展推动疫苗、抗体药物等生物技术进步，造福人类健康。

2010 年，首个细胞治疗药物获批用于临床治疗前列腺癌。2011 年，发现树突状细胞的学者获诺贝尔生理学或医学奖，同年细胞治疗药物纳入美国医保报销。2018 年，免疫共刺激信号通路（程序性死亡受体 1，PD-1）研究获得了诺贝尔生理学或医学奖，再次掀起了肿瘤治疗中的免疫热潮。

免疫学的研究在过去五十年得到了长足的发展，而过去的十年，是免疫学爆发性成长的时代，未来更是走入了免疫健康的广阔天地。了解免疫力，热爱免疫力，做好免疫健康管理，才能够治未病，赢未来。

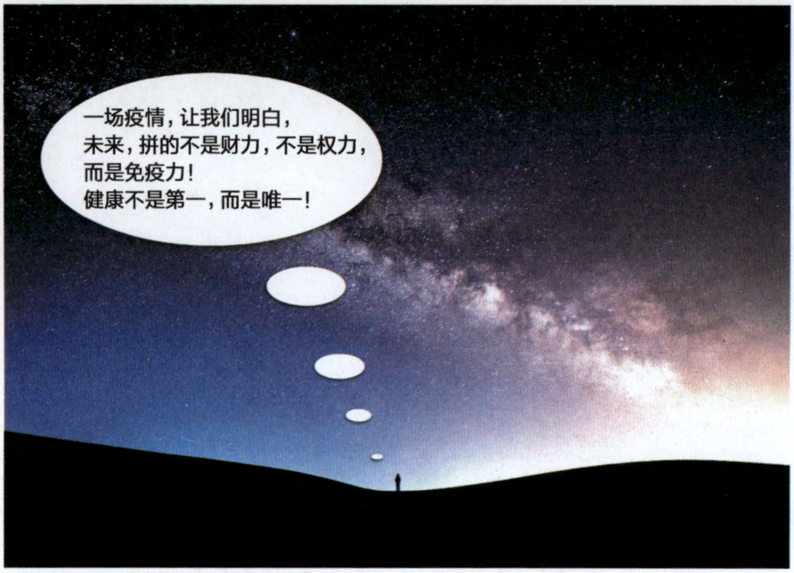

全球疫情后健康管理走进免疫健康管理新时代

（郭 瑛）

六、免疫系统战斗力为何那么强

每个人都有强大的免疫器官，可是为什么每个人的免疫力会不一样呢？强大的免疫力除了有基本的免疫器官配置，还需要强大的免疫士兵团队！他们是怎么合作的？免疫士兵打仗，需要什么样的武器配置呢？

听专家说

1. 免疫系统的“精锐部队”：免疫细胞

免疫细胞是免疫系统的核心，从祖细胞开始，经复杂分化，形成各类具有不同功能的免疫细胞。

祖细胞分化：在骨髓中，祖细胞分化为淋巴干细胞和髓样祖细胞。淋巴干细胞进一步分化为 T 细胞（陆军部队）和 B 细胞（火箭军部队），分别在胸腺和脾脏、淋巴结成熟。髓样祖细胞则分化为吞噬细胞（特警）、自然杀伤细胞（警察）等，直接参与免疫应答。

抗原提呈细胞（侦察兵）由髓样祖细胞分化而来，能捕获、处理抗原并提呈给 T 细胞，启动免疫反应，在免疫识别中至关重要，确保免疫系统精准、快速消灭敌人。

2. 免疫系统的“秘密武器”：免疫分子

优秀的免疫细胞士兵，当然要匹配神秘而强大的免疫武器——免疫分子。主要的武器库有如下几种。

免疫抗体：堪称免疫系统的“导弹部队”，能精准锁定敌人并发出致命一击。其特异性与亲和力极高，可迅速增殖，形成强大攻击力，如同东风降临，无人能敌。

免疫补体：是免疫系统的“火线增援”（炮兵部队），协助抗体消灭敌人，增强免疫效果，呈瀑布样级联放大。经复杂反应，补体破坏病原体细胞壁或细胞膜，将其彻底清除。

免疫细胞因子：不同免疫细胞配备特殊的细胞因子武器（加特林机枪），有的进攻，有的防守，共同构成交叉火力网，维持机体免疫基本功能。

3. 免疫系统的“智慧之光”：识别与记忆

免疫系统不仅强大，而且充满智慧。它能够识别出体内的异物，并记住它们的特征，以便在未来再次遇到时能够迅速做出反应。

免疫识别：抗原提呈细胞捕获、处理抗原，随后呈递给 T 细胞识别。这一精准机制，如同国家安全系统，帮助免疫系统精准揪出“敌人”，守护健康。

免疫记忆：免疫系统攻克抗原后，会留存其特征。下次遭遇相同抗原，便能快速响应，调集更多免疫力量御敌，像训练有素的士兵，在面对老对手时迅速启动防御。

了解免疫系统的组成和工作原理，可以更好地保护个人健康，预防疾病发生。让我们携手共进，继续探索免疫系统的神秘世界，为自身健康负责，更为人类健康事业贡献力量。同时，向这位默默守护健康的“无名英雄”表示最深的敬意和感谢。愿每个人都能拥有强大的免疫系统，享受健康美好的生活。

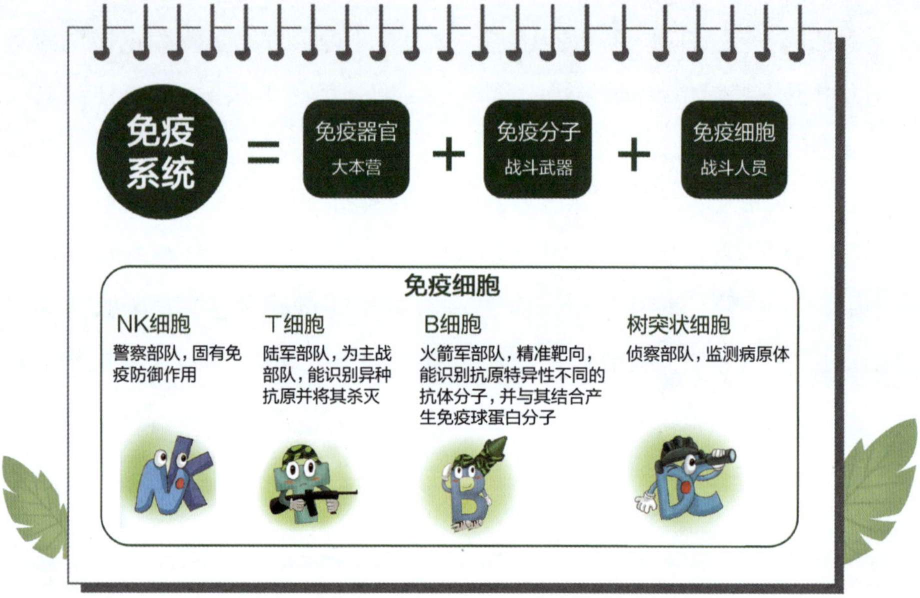

认识免疫系统

（郭 瑛　刘清利）

七、免疫力和抵抗力以及自愈力是一回事吗

在日常生活中，我们经常听到“免疫力”和“抵抗力”这两个词语，很多人甚至将它们混为一谈。那么，免疫力和抵抗力到底是不是一回事？还有很多人说自愈力也是免疫力，到底谁的说法正确？

听专家说

免疫力如同身体里超级英雄的综合战斗力，涵盖免疫细胞数量、配置、分布及其战斗装备。以蜘蛛侠为例，其综合能力就是免疫力；对外作战的抗击打能力是抵抗力，战后疗伤康复能力是自愈力，两者紧密相连，是一体两面，抵抗力与自愈力之和即免疫力。

1. 免疫系统是一套极其复杂的防御和自我修复系统

免疫系统分为以下三个层次：第一个层次是物理屏障，如皮肤、黏膜、呼吸道、胃肠道等是身体的第一道防线，它们阻止病原体的入侵。比如，皮肤上有一层酸性保护膜可以抑制细菌生长，而呼吸道中的黏液和纤毛可以捕获并清除空气中的病原体。第二个层次是先天免疫，也叫固有免疫，是快速响应的巡逻兵，主要有巨噬细胞、自然杀伤细胞（NK 细胞）等，立刻对入侵者进行攻击。第三个层次是后天免疫，也叫适应性免疫，是在后天环境作用下，需要持续学习的“精英部队”，如 T 细胞、B 细胞等。这支精英部队可不好惹，不但能够实现精准打击，而且再来侵犯者，会立即被其识别出来并迅速歼灭。

2. 抵抗力是免疫力对外防御的一个更具体的称呼

抵抗力是身体抵御外界有害因素的综合能力，涵盖对寒冷、疲劳、环境污染等不良因素的适应，以及对病毒、细菌等病原体的防御，体现身体整体健康水平，受身体素质、心理健康、环境适应能力等多种因素影响。

抵抗力是免疫力的重要组成部分，核心作用是抵御病原体入侵，维持身体内环境稳定，同时应对各种不利因素。免疫系统识别和消灭病原体，是抵抗力的关键功能，在抵抗疾病时发挥直接且关键的作用。

3. 自愈力是免疫力对内自我修复的一个更形象的说法

自愈力是很多人都会提及的一个名词。很多疾病和健康风险状态，经过良好的免疫管理后，得到康复，就是自愈力的体现。免疫力有一个重要的功能就是保持自稳状态，任何体内偏颇的病理生理过程，都会受到免疫力的干预，免疫力会自动进行纠偏，这就是免疫力的作用，也就是内在自愈力。

免疫失衡，就会出现非感染的炎症性病变。长期持续慢性低度炎症状态，就会引起各种健康问题，如各种息肉、结节、良性肿块、溃疡、非特异性炎症等。它们就像人体王国的小偷，如果不及时管理，就会发展成为黑社会，形成恶性肿瘤。如果免疫力得到管理，免疫细胞的自稳定功能发挥出强大的作用，就不会出现这些问题，即使出现了，也可以慢慢地消除掉，实现机体的自愈。

自愈力和抵抗力就像一对好朋友，缺了谁都不行。一个是对外战斗力，一个是对内自稳能力，两者完美地结合，才是总体战斗力，即免疫力。

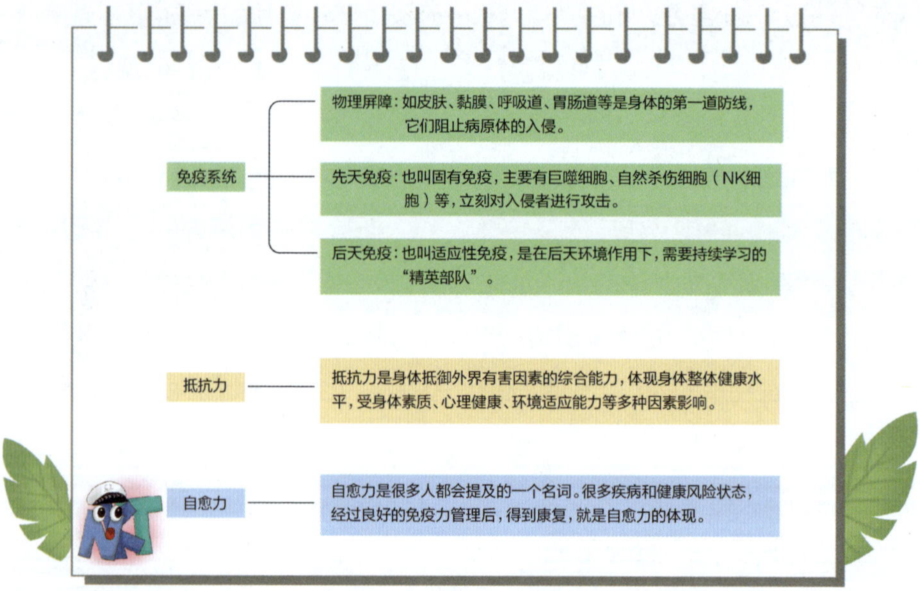

抵抗力 + 自愈力 = 免疫力

（郭　瑛　刘清利）

八、免疫力研究的最新进展

既然免疫力那么重要，那么免疫力的研究目前进展如何？免疫力容易管理吗？免疫力的高低和疾病到底有啥关系？

听 专家说

对免疫力的研究是生物医学领域的一个重要方向，其目标是深入了解免疫系统的功能和调控机制，以及免疫力与疾病发生、发展的关系。科学家们经过努力，已经在以下领域取得了卓有成效的研究成果。

1. 免疫系统基础研究

目前已经发现了上百种免疫细胞亚群，它们可以分泌几十种免疫细胞因子，也发现了无数的免疫调节信号通路。在各种疾病中，免疫细胞有不同的作用机制。研究人员正在深入研究免疫系统中各种免疫细胞的功能和相互作用，以及免疫细胞与其他细胞类型的相互作用。研究免疫细胞的信号传导、分化和调控机制，可以更好地理解免疫系统的工作原理。

2. 免疫力与疾病关联研究

研究人员正在探索免疫力与疾病之间的关系。例如，研究人员研究了免疫力与感染病、自身免疫病、肿瘤等疾病的关联性，以及免疫力在疾病预防和治疗中的作用。这些研究有助于发展新的免疫治疗方法和疫苗策略。

3. 免疫老化研究

随着人口老龄化加剧，免疫老化成为一个重要的研究方向。研究人员正在探索免疫老化的机制，以及免疫老化与老年病、感染病的关系。这些研究有助于发展针对老年人的免疫增强策略。在老年人健康管理中，免疫衰老的研究是个非常重要的方向。

4. 免疫监测技术的发展

为了更好地评估免疫力，研究人员正在开发新的免疫监测技术。例如，流式细胞术、多色免疫荧光染色、单细胞测序等技术的发展，使得研究人员可以更准确地分析免疫细胞的功能和表型。

免疫学的研究已经进行了百年，近几十年出现了很多突破性进展，随着科学家对免疫系统了解得越多，发现未知的领域也就越大了。一个人认知范围的周径越大，外面未知的空间就越大。面对免疫力，研究学者还有很多要回答的问题，如什么是正常的免疫力？免疫力的评估标准是什么？免疫力和健康风险的预测效应如何？

免疫力评估如何指导疾病的治疗？这是免疫学的下一个重要挑战。

国家自然科学基金委员会在2023年8月28日发布了《免疫力数字解码重大研究计划2023年度项目指南》，这意味着国家开始组织集体力量攻关免疫力了。而李先亮教授研究团队在2016年3月已经开始了免疫力量化评估和免疫力评分体系的研发项目，2017年3月，发布了国际上第一个免疫状态量化评分体系，在这条免疫力探索的路上，李先亮教授研究团队处于领先位置。

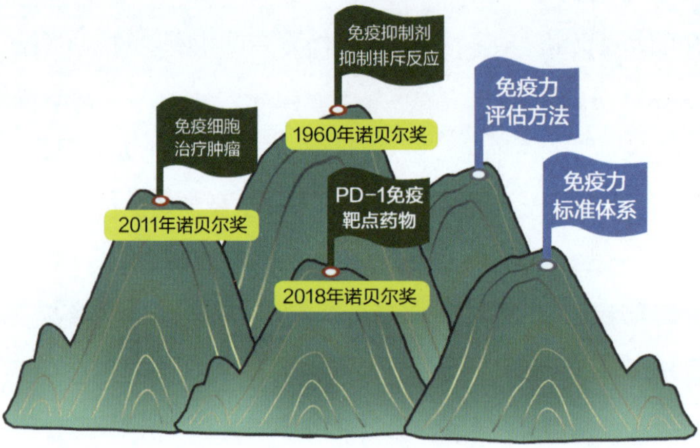

免疫力评估方法和标准体系是未来免疫学领域的突破方向

（郭 瑛　刘清利）

第二节 点兵点将，免疫细胞

一、集合了，警察部队——NK 细胞

在人体中，免疫系统宛如守护健康的长城，而自然杀伤细胞（natural killer cell），又称 NK 细胞，堪称其中一支精锐的“警察部队”。它们战斗力强、反应敏捷，是捍卫健康的先锋，构成免疫力的首道防线。那么，NK 细胞究竟是什么呢？

听专家说

1. NK 细胞的身世与来历

NK 细胞出身不凡，是免疫系统的“骨干力量”。其前身是骨髓中的造血干细胞，如同璞玉，在骨髓这个“训练基地”接受分化培训，历经一系列“军校课程”培训，最终成长为合格的 NK 细胞。

形态上，NK 细胞类似其他淋巴细胞，功能却独具特色。其表面布满被科学家称作受体的“小触角”，最重要的是抑制性受体和激活性受体，它们帮助 NK 细胞识别“敌我”。正常人体细胞自带名为主要组织相容性复合体（MHC）Ⅰ类分子的“光环”，是 NK 细胞抑制性识别的“正常”标志。一旦细胞被病毒感染或异常突变，MHC Ⅰ类分子表达降低，NK 细胞的激活性受体就会启动，识别“异类”并迅速攻击。

NK 细胞与 B 细胞、T 细胞同属淋巴细胞家族，是先天免疫的主力，天生具备“战斗技能”，响应迅速、行动果断，堪称免疫系统中的“警察部队”。

2. NK 细胞天赋异禀

NK 细胞作为免疫系统的“警察部队”，最突出的能力便是直接杀伤力，堪称细胞界的“杀手”。它拥有强大的“武器库”，能释放穿孔素和颗粒酶，直接摧毁被病毒感染的细胞与肿瘤细胞。穿孔素像一把利刃，在目标

细胞膜上打出“小洞”，颗粒酶则趁机潜入，启动细胞自毁程序，轻松消灭危险细胞。

NK 细胞还具备敏锐的识别系统，能快速检测细胞表面分子标记，精准分辨“自己人”与被病毒感染、癌变的“叛徒”。一旦锁定目标，便果断出击，执行清除任务。正因如此，NK 细胞在免疫系统中举足轻重，总是第一时间赶赴“战场”，对被病毒感染的细胞和癌变细胞的打击稳、准、狠，凭借快速、直接的先天免疫反应，成为人体防御系统的一线“巡警”。

3. 你知道自己拥有多少“警察部队”吗

正常情况下，NK 细胞数量维持平衡，确保免疫系统稳定运作。一旦 NK 细胞数量升高，表明身体可能处于高度应激状态，如遭受病毒感染、患肿瘤或自身免疫病，这是机体对外来病原体或异常细胞的主动防御。但 NK 细胞过度活跃也会引发问题，像在自身免疫病中，NK 细胞可能误杀正常细胞，引发炎症。

反之，NK 细胞数量过低，免疫系统的防御能力减弱，人体抵御病毒和肿瘤细胞的能力下降，更易受病毒、细菌侵袭，也难以清除体内的异常细胞，增加息肉、炎症和患癌风险。因此，维持 NK 细胞数量平衡对身体健康极为关键。

NK 细胞是先天免疫系统中强大的“警察部队”，面对病原体与癌变细胞，它能迅速精准出击，是免疫反应的首道防线。抗病毒、抗肿瘤、抗衰老、抗炎症时，NK 细胞总是冲在最前面。它的数量一旦减少，女性易患妇科疾病、乳腺疾病及甲状腺疾病，男性甲状腺和前列腺也会受到影响。因此，关爱 NK 细胞吧，致敬我们体内最可爱的“警察伙伴”。

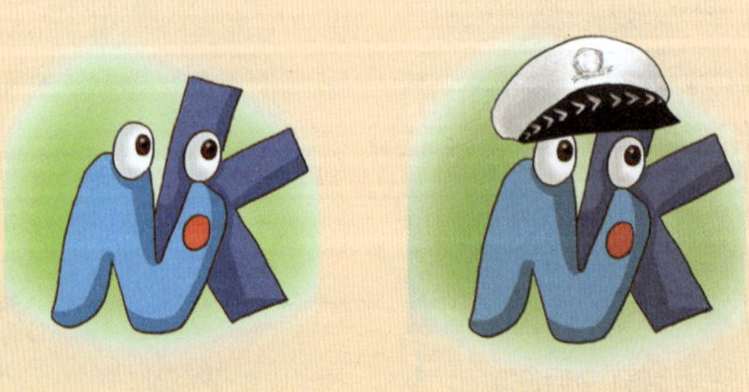

NK 细胞——免疫系统中的“警察部队”

（郭 瑛　蔡 振）

二、行动吧，战狼特警——NKT 细胞

NK 细胞很强大，人们很喜欢，不过经常听人提到还有一种很特殊的细胞，叫 NKT 细胞，有 NK 细胞的特性，却又与 NK 细胞不同。20 年前，日本的科学家对此细胞进行了深入研究，特别是在肿瘤的免疫细胞治疗方面，提出了很好的建议并进行了临床验证。NKT 细胞是不是真的那么特别？它们真的有那么强大的作用吗？

听 专家说

1. 战狼 NKT 细胞的发现

1995 年，哈佛大学的研究团队在研究小鼠的免疫系统时，发现一种新型的 T 细胞亚群，这些细胞在识别特定的糖脂类抗原时显示出与常规 T 细胞不同的反应。研究人员发现，这些细胞能通过一种名为 CD1d 的分子识别脂质类抗原，这与传统的 T 细胞通过 MHC（主要组织相容性复合体）识别抗原的机制不同。这些细胞在免疫反应中既能像 T 细胞一样识别抗原，又能像 NK 细胞一样快速杀伤靶细胞，因此，研究者们决定将其命名为 NKT 细胞。

2. 战狼特警果然不一般

NKT 细胞就像特警部队，战斗力强，反应迅速。在形态上，NKT 细胞与普通 T 细胞（陆军部队）和 NK 细胞（警察部队）相似，均为圆形或椭圆形的细胞，具有较大的细胞核和丰富的细胞质。科学家们发现，它们在调节免疫反应、抗肿瘤和抗感染中扮演了重要角色，功能特点是反应迅速，NKT 细胞一旦识别到抗原，无须经过像传统 T 细胞那样的多步骤激活过程，能够在数小时内做出应答。

NKT 细胞的另外一个特点是功能多，除了直接杀伤病原体或肿瘤细胞，NKT 细胞还能通过分泌大量的细胞因子来调节其他免疫细胞的活动，如调控树突状细胞、B 细胞和巨噬细胞。另外，还有一个重要特征，就是调节免疫平衡，NKT 细胞不仅能增强免疫反应，还能够抑制过度的炎症反应，帮助维持免疫系统的平衡。此外，

NKT 细胞的不同亚型（如 iNKT 细胞和非经典 NKT 细胞）也被相继发现，为理解其多功能性提供了更多信息。NKT 细胞的发现是免疫学领域的重要进展，揭示了免疫系统中 T 细胞和 NK 细胞之间的复杂联系。

3. 如何驯服这批战狼

特警 NKT 细胞广泛分布于各类组织中，在肝脏和脾脏中的数量尤为可观。在健康个体外周血中，NKT 细胞占单个核细胞的比例仅 0.1% 左右，虽然数量稀少，但其功能不容小觑。NKT 细胞能快速应答，还能调节多种免疫细胞活性，在免疫系统中起着“桥梁”作用，有效连接先天免疫和后天免疫。通过体外培养，针对性补充 NKT 细胞，有助于维护身体健康。

NKT 细胞在基础研究和临床应用领域备受瞩目，特别是免疫治疗和疫苗开发方面。比如，将体外扩增的 NKT 细胞注入患者体内，能增强免疫系统对肿瘤的杀伤能力；通过基因编辑优化 NKT 细胞表面的受体，也能提升杀伤效果。此外，将肿瘤相关抗原、针对病毒或细菌的疫苗与激活 NKT 细胞的激动剂联合，还能开发出特异性激活 NKT 细胞的疫苗，增强机体对特定病原体或肿瘤的免疫反应。

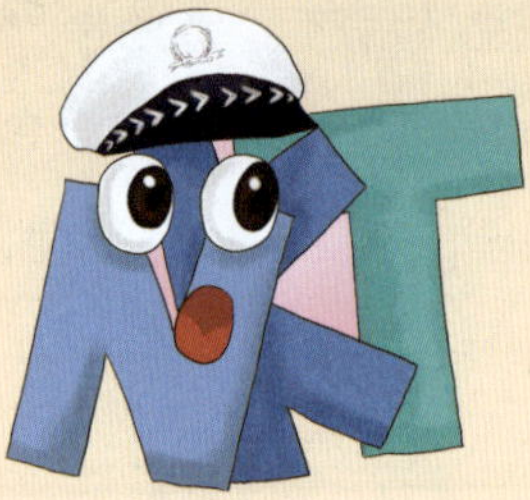

NKT 细胞——免疫系统中的“战狼特警”

（郭瑛　蔡振）

三、侦察兵就是我——树突状细胞

战斗未打，情报先行。人体内的免疫军团，靠什么发现敌人的信号，是不是也有侦察兵呢？人体内的免疫军团，确实有这么一群免疫士兵，负责侦察敌情，传递情报，发动攻击或抑制信号，它是免疫系统中最重要的一个免疫细胞亚群，叫作树突状细胞。今天我们就来了解一下吧！

听 专家说

1. 侦察兵——树突状细胞闪亮登场

1973 年，加拿大免疫学家拉尔夫·斯坦曼在洛克菲勒大学进行研究时，观察到在小鼠的脾脏和淋巴结中存在一种新的细胞类型，这些细胞具有独特的树枝状突起结构，因此被命名为树突状细胞（dendritic cell，DC）。树突状细胞是强效的抗原提呈细胞，它们能够激活 T 细胞，并在免疫反应的启动过程中发挥关键作用。这一发现揭示了树突状细胞在适应性免疫反应中的核心地位，为现代免疫学的研究奠定了基础，因此，2011 年拉尔夫·斯坦曼被授予诺贝尔生理学或医学奖。

2. 树突状细胞的江湖地位

DC 源自骨髓造血干细胞，在多种刺激下分化成熟。在皮肤、呼吸道、肠道等身体屏障组织中，未成熟的 DC 如同“侦察兵”，四处游走采集外来病原体或异常细胞的抗原，使其在细胞内溶酶体作用下分解为小片段（抓俘虏），形成特有分子复合物展示在细胞表面，传递给 T 细胞（递情报），这一过程中 DC 成熟并启动免疫反应，向 T 细胞传递“敌军”情报，助其精准打击。

DC 分为两种。髓样树突状细胞（mDC）主要负责抗原提呈，启动 T 细胞免疫，促进 T 细胞活化、增殖并控制其活化程度。初始未激活的 T 细胞受 mDC 指挥，被激发为“战斗状态”，以获得强大杀伤力。浆细胞样树突状细胞（pDC）则在维持免疫耐受中起关键作用。它能与 T 细胞相互作用，诱导 T 细胞进入耐受状态，防止自身免疫病发生。比如，缺乏病原刺激时，未成熟 pDC 低强度提呈自身抗原，诱导 T 细胞无反应或产生调节性 T 细胞，避免免疫系统攻击自身组织。此外，pDC 还负责分泌干扰素，助力对抗病毒。

3. 怎么与树突状细胞亲密接触

DC 在健康人身体里数量稳定，但是如果年龄、健康状况改变了，DC 细胞数量也会跟着波动。想知道它有多少，得靠流式细胞术，检测“身份标记”来计数。要是碰上慢性感染、肿瘤，或者像人类免疫缺陷病毒（HIV）造成的免疫抑制，DC就会变少。这就好比侦察兵不够用，会导致抗原提呈效率大打折扣，T细胞激活不了，进而使免疫反应也变弱。比如HIV感染者，DC大幅度减少，免疫系统对抗病毒就力不从心。但急性感染时，身体会赶紧多造DC，全力对抗外来病原体。而对于自身免疫病患者，其体内DC会变得过于活跃，过度激活T细胞，结果自身组织反倒遭了殃。

DC作为免疫系统中的“侦察兵”，在维持人体健康中扮演着极为重要的角色。它们不仅可以识别并传递“敌军”信息，还能启动并协调复杂的免疫反应。通过现代技术手段，DC的功能有望进一步增强，从而更好地防御感染、对抗癌症。在肿瘤的治疗中，DC细胞治疗是第一步的措施，通过联合靶向抗原或者其他治疗方案，可以提高T细胞、NK细胞治疗或PD-1类药物治疗的效果。

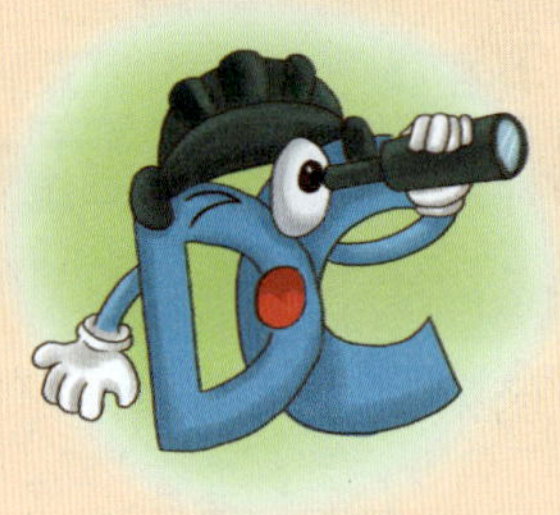

树突状细胞——免疫系统中的“侦察兵”

（郭 瑛　叶洪楠）

四、火箭军部队——B细胞

免疫细胞看起来都很牛，战斗力都很强，不过哪种细胞才是战斗力最强的细胞？它们是如何发挥作用的，在什么时候出手？

听专家说

1. B细胞的发现

1965年，Cooper和他的团队通过对鸡的研究，发现了在“法氏囊（bursa of Fabricius）”中发育的一类免疫细胞，即B细胞（B就是来自法氏囊的英文首字母）。他们发现，移除法氏囊会影响鸡产生抗体的能力，而移除胸腺则不会。这一发现帮助科学家们首次区分了两类免疫细胞——负责抗体生成的B细胞和负责细胞免疫的T细胞。Cooper的研究进一步揭示了B细胞在哺乳动物骨髓中的发育过程，证明其在免疫过程中扮演着关键角色，可以说B细胞是身体里的“抗体工厂”。

2. B细胞的战斗特点

在骨髓中，造血干细胞历经发育，分化为B细胞。在此期间，B细胞重排基因，形成独特的B细胞受体（BCR），如同“精准制导”系统，让每个B细胞都能识别不同抗原。在骨髓“培训考核”后，合格的B细胞进入血液和淋巴系统待命。

当病毒或细菌入侵时，B细胞迅速响应，利用BCR识别入侵者特征，随后大规模生产特定抗体，就像密集发射的火箭炮或巡航导弹，锚定并封锁敌人，阻止其危害身体。除了抗感染，B细胞在抗肿瘤过程中也发挥着重要作用，B细胞减少的人，肿瘤的发生率会显著升高。

BCR是B细胞的“雷达系统”，在细胞表面搜寻外来物质信号，一旦发现“不速之客”便拉响警报，对自身正常物质则“视而不见”。作战时，B细胞与T细胞协同合作，T细胞像教官，指导B细胞识别敌人、提升战斗力。

被激活的B细胞迅速增殖，形成相同克隆，都能识别同一抗原。部分增殖B细胞分化为浆细胞，浆细胞的内质网丰富，是抗体生产“工厂”，不再表达膜结合型BCR，全力合成、分泌抗体，从“进攻兵”转变为“生产员”。

3. B细胞合成的抗体——遍及体内的大杀器

B细胞之所以能合成抗体，得

益于其独特的结构。它拥有 BCR、DNA 重组酶、胞内信号传导复合体，还有内质网、高尔基体等细胞器，以及表面的 MHC Ⅱ 类分子、CD40 受体和细胞因子受体。这些结构协同作用，使 B 细胞能识别特定抗原，激活并分化为浆细胞，最终合成、分泌大量特异性抗体，执行体液免疫功能。

目前已知的抗体有五种，分别是 IgA、IgG、IgM、IgD、IgE。激活后的几天到几周，浆细胞最先产生的抗体通常是 IgM，它能有效聚合抗原，助力清除病原体，是机体对初次感染的急性反应。

在特定抗原刺激下，B 细胞会发生“类别转换”，产生不同类型的抗体以满足免疫需求，如从 IgM 转变为 IgG、IgA 或 IgE。IgG 在血清中含量最高，约占 75%，在慢性感染和长期免疫记忆中发挥关键作用，不但能中和细菌毒素、病毒，防止其与宿主细胞结合，而且部分亚型还能激活补体系统、增强免疫，或招呼 NK 细胞攻击靶细胞。

免疫系统是人体的先天礼物，一旦受损，易引发多种疾病。B 细胞系统相对脆弱，功能异常、增殖或免疫调节失衡，可导致自身免疫病、淋巴增生性疾病、B 细胞功能缺陷及浆细胞疾病等，临床治愈困难，多使用激素、免疫抑制剂和调节剂以控制症状。现代免疫学发展带来生物制剂、基因疗法、细胞疗法和疫苗疗法等，但预防胜于治疗，“不治已病治未病”才是最佳策略。看看人体的火箭军，是不是很优秀，针对不同场景，有不同的匹配方案，不论来者何人，自有应对妙计。

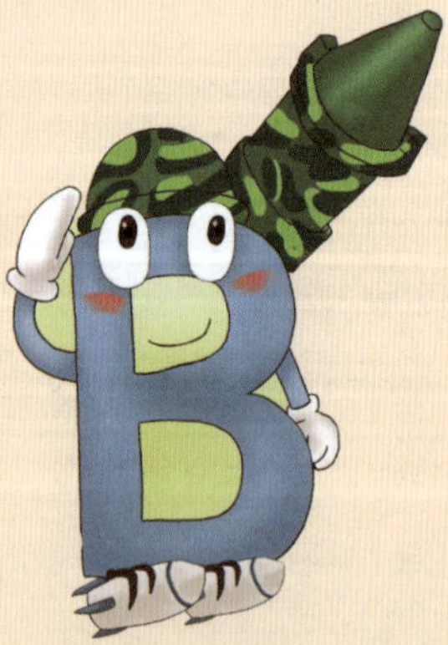

B 细胞——免疫系统中的“火箭军”

（郭 瑛　叶洪楠）

五、陆军主战部队——T 细胞

一个国家的陆军是主战部队，那么免疫系统有没有陆军部队呢？它们是谁？它们怎么战斗？

听专家说

1. T 细胞的发现

1961 年，伊丽莎·霍尔医学研究所的 Miller 在实验中切除小鼠胸腺后，发现小鼠不再对其他品系小鼠的皮肤产生排斥反应，由此证明排斥反应相关的免疫细胞在胸腺形成，这是最早关于 T 细胞形成的记录。但当时该实验未被广泛接受，因为科学家虽已知晓淋巴细胞是抗体的唯一来源，却不清楚胸腺中参与排斥反应的淋巴细胞与产生抗体的淋巴细胞之间的关系。

在此背景下，儿科专家兼免疫学家 Cooper 开展了一系列临床观察。他通过切除鸡的法氏囊和胸腺发现，切除法氏囊后鸡无法产生抗体，切除胸腺则失去对移植皮肤的排斥能力。这一发现首次提出免疫系统中存在两类不同的淋巴细胞，即源于法氏囊、负责产生抗体的 B 细胞和来自胸腺、负责细胞免疫反应的 T 细胞。

1965 年 1 月，Cooper 等人在《自然》期刊发表论文《源于禽类法氏囊的免疫细胞性质》，揭示 T 细胞和 B 细胞的存在与功能，详细阐述了胸腺在 T 细胞发育中的关键作用，首次提出 T 细胞概念，标志着 T 细胞研究取得突破性进展。

2. T 细胞的新兵培训和特训选择

T 细胞起源于骨髓中的造血干细胞，在骨髓中分化为“前 T 细胞（pre-T cell）”，这些细胞尚未成熟，需要迁移到胸腺继续发育。在胸腺中，前 T 细胞经历严格的选择过程。阳性选择确保只有能够识别主要组织相容性复合体（MHC）分子的 T 细胞存活下来（特训合格）；阴性选择则排除那些对自身抗原反应过于强烈的 T 细胞（脾气暴烈，被淘汰），以防止自身免疫病的发生。经过选择，前 T 细胞最终成为成熟的 T 细胞，并离开胸腺进入血液和淋巴系统，准备执行它们的免疫功能。

3. T 细胞的武器配置和战斗序列

每个 T 细胞表面都有独特的 T 细胞受体（TCR），用于识别特定抗原，其表面共受体主要有 CD4 和 CD8。此外，T 细胞还有多种共刺激信号分子，如 CD28、CTLA-4、PD-1 等，参与活化和调节过程。活化后的 T 细胞快速进入细胞周期克隆扩张，部分分化为效应 T 细胞，释放穿孔素和颗粒酶等毒性分子执行杀伤任务。初次感染后，部分效应 T 细胞转变为记忆 T 细胞，能长期存活，再次遇到相同抗原时迅速响应，提供长期免疫保护。

临床上，T 细胞数量变化常见。机体制造受阻或消耗过多会致其数量减少，如 HIV 感染直接攻击破坏 T 细胞，先天性或后天性免疫缺陷病、某些药物及肿瘤放射治疗（简称“放疗”）、化学治疗（简称“化疗”）也会引起 T 细胞数量减少。而病毒感染（如流行性感冒、病毒性肝炎）时，T 细胞参与抗病毒免疫反应，数量可能增加。

T 细胞是机体抗肿瘤的关键力量，在抗病毒、抗肿瘤等过程中，T 细胞的活化、靶向识别及战斗效能均需重点考量。生物技术的发展，让 T 细胞免疫治疗前景更为广阔。

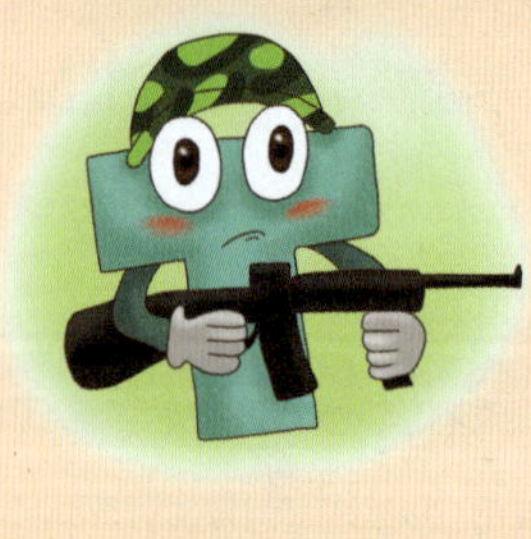

T 细胞——免疫系统中的“陆军部队”

（郭 瑛　叶洪楠）

六、发号施令及辅助进攻部队——CD4^{+} T 细胞

陆军部队是最强大的，武装配置也丰富多样，确实很有安全感。不过陆军部队内部是如何分工的？不同的细胞亚群之间是如何配合并协调发挥作用的？

听专家说

1. 揭开 CD4^{+} T 细胞的神秘面纱

20 世纪 60 年代，T 细胞和 B 细胞被发现，研究人员认识到免疫反应分为细胞免疫（如杀伤感染细胞）和体液免疫（抗体介导）两类，这暗示不同 T 细胞在两种免疫反应中扮演不同角色。比如，能杀死受感染细胞的 CD8^{+} T 细胞，以及协助 B 细胞生成抗体或辅助其他免疫细胞的 CD4^{+} T 细胞。

科学家经移植实验、功能分析等方法分离出不同 T 细胞亚群，发现其免疫功能各异。在移植模型中，部分 T 细胞在协调免疫反应时起关键辅助作用，另一些则直接杀伤被病原体感染的细胞，证明 T 细胞并非单一群体，而是包含不同功能和表型的亚群。1975 年，乔治 · 科勒（Georges Kohler）和塞萨尔 · 米尔斯坦（Cesar Milstein）发明单克隆抗体技术，利用该技术开发的抗体可与特定 T 细胞亚群结合，助力鉴定其表面分子，二人因此获诺贝尔奖。

2. CD4^{+} T 细胞的命名及意义

在 20 世纪 80 年代初，科学家们对小鼠进行了实验，将人类淋巴细胞注射到小鼠体内，以刺激小鼠的免疫系统产生针对人类 T 细胞的抗体。研究人员希望通过这一方法获得特异性强的抗体，以便于识别不同类型的 T 细胞。通过细致的筛选，科学家们发现某些抗体能够特异性结合一种表面蛋白，且这种蛋白只在 CD4^{+} T 细胞上表达。CD4 的命名和确认是多个研究团队合作的结果，为了标准化细胞表面标记的命名，免疫学家们在 1982 年建立了“分化群”（cluster of differentiation，CD）（免疫细胞部队番号系列）系统。建立这个系统的目的是为不同的细胞表面抗原提供统一的命名。

3. CD4^{+} T 细胞的辅助进攻和免疫调节价值

CD4^{+} T 细胞（四军团）源于骨髓造血干细胞，未成熟免疫细胞迁移至胸腺后分化为成熟 T 细胞。在胸腺中，它们历经阴性 / 阳性选择，确保能识别外来抗原，又不会攻击自体组织，随后进入血液和外周淋巴器官。

从形态上看，CD4^{+} T 细胞在显微镜下与其他 T 细胞相似，但表面的 CD4 分子使其独具辨识度。功能上，它堪称免疫系统里辅助进攻的指挥官，主要通过分泌细胞因子调控其他免疫细胞。其中，调节性 T 细胞（文职人员）专门抑制过度免疫反应，预防自身免疫病。

CD4$^+$ T 细胞的“独门绝技”是强大的免疫调控能力。它既能借分泌细胞因子直接影响其他免疫细胞，又能通过形成免疫突触与抗原提呈细胞互动，把控免疫反应方向。

随着现代生物技术发展，CD4$^+$ T 细胞成为免疫治疗的重要“武器”。在细胞疗法中，扩增患者体内特定 CD4$^+$ T 细胞亚型可增强免疫反应，嵌合抗原受体 T 细胞治疗（又称 CAR-T 细胞治疗）也在探索利用 CD4$^+$ T 细胞靶向治疗肿瘤。此外，抑制或调节其功能，还能治疗自身免疫病。CD4$^+$ T 细胞犹如免疫系统中运筹帷幄的指挥官，协调各方，激活战斗力。

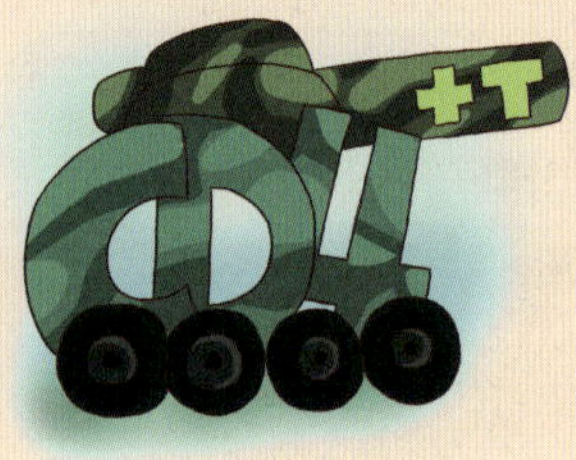

CD4$^+$ T 细胞——免疫系统中的“辅助进攻部队”

（郭 瑛　蔡 振）

七、抗肿瘤作战前线的主攻部队——CD8$^+$ T 细胞

人体内的淋巴细胞是免疫系统的最大家族，其分支之多，势力之广，作用之大，没有可比拟的。T 细胞介导细胞免疫，那是独领风骚，占据鳌头，更重要的是它能通过分泌细胞因子，统领免疫系统，还能根据免疫系统的需求，针对性分化成各种亚群，协调作战。CD4$^+$ T 细胞已经令人称奇了，那么现在说的 CD8$^+$ T 细胞，到底是怎样一个了不起的存在？

听专家说

1. CD8⁺ T 细胞是何方神圣

CD8$^+$ T 细胞（八军团），也经常被称为细胞毒性 T 细胞，表面携带 CD8 分子，在适应性免疫反应中至关重要。它能识别树突状细胞表面呈递的抗原，特异性攻击、清除病原体。20 世纪 80 年代，科学家利用单克隆抗体技术对 T 细胞进行分类，发现 CD8 分子是细胞表面特异性标记。1984 年，多个研究团队确认 CD8$^+$ T 细胞在对抗病毒感染和肿瘤时的重要性。

CD8$^+$ T 细胞起源于造血干细胞，在骨髓中发育成前 T 细胞，迁移至胸腺后经阳性 / 阴性选择（优胜劣汰），只有对自我抗原无反应或低反应的细胞才能存活并成熟，随后进入循环系统。其表面的 CD8 标记与 MHC Ⅰ类分子结合，可识别被感染的细胞。显微镜下，CD8$^+$ T 细胞呈圆形，细胞核大，细胞质富含溶酶体和颗粒，其中的穿孔素和颗粒酶，能在靶细胞膜上形成孔洞，破坏膜结构致细胞死亡。

战斗结束后，部分 CD8$^+$ T 细胞转化为记忆细胞，再次接触同一病原体时能迅速响应，提升免疫效率。与 CD4$^+$ T 细胞不同，CD8$^+$ T 细胞直接攻击消灭靶细胞，是抗病毒感染和肿瘤的主力军，肩负清除感染和肿瘤免疫监视的重任。

2. CD8⁺ T 细胞是抗肿瘤作战前线的主攻部队

肿瘤特异性抗原仅由肿瘤细胞表达，与正常细胞有别；虽然正常细胞也有肿瘤相关抗原，但肿瘤细胞中表达量剧增。CD8$^+$ T 细胞可识别这些抗原，常与肿瘤细胞表面 MHC Ⅰ类分子结合。

识别肿瘤细胞后，CD8$^+$ T 细胞经多种途径杀伤靶细胞。其接触肿瘤细胞时，释放穿孔素与颗粒酶，穿孔素在肿瘤细胞膜上打孔，颗粒酶进入激活凋亡途径，促使肿瘤细胞死亡。若肿瘤细胞表达 Fas 受体，表面有 FasL 的 CD8$^+$ T 细胞与之接触，能诱导肿瘤细胞凋亡。此外，CD8$^+$ T 细胞释放细胞因子，如肿瘤坏死因子 -α（TNF-α），既能增强自身细胞毒性，又能促进炎症反应，提升肿瘤微环境抗肿瘤活性；释放的γ干扰素（IFN-γ），可增强肿瘤细胞抗原呈递、提高MHC Ⅰ类分子表达水平，强化$CD8^+$ T细胞对肿瘤细胞的识别，还能抑制肿瘤细胞生长增殖。

树突状细胞与$CD8^+$ T细胞联合，是治疗恶性肿瘤的最佳组合之一。树突状细胞识别肿瘤特异性抗原，$CD8^+$ T细胞启动攻击，实现肿瘤杀伤，这是目前实体肿瘤临床治疗的最佳方案。

随着生物工程技术发展，CAR-T细胞治疗将嵌合抗原受体导入$CD8^+$ T细胞，使其能特异性识别并杀伤肿瘤细胞，在淋巴瘤、白血病等血液恶性肿瘤治疗中疗效显著。疫苗治疗通过增强$CD8^+$ T细胞对特定肿瘤抗原的免疫应答，提升机体对肿瘤的免疫监视能力。基因编辑技术则能更精准地改造$CD8^+$ T细胞，发挥抗肿瘤作用，减少不良反应。随着免疫疗法的快速发展，$CD8^+$ T细胞在肿瘤治疗中的应用潜力备受关注，前景广阔。

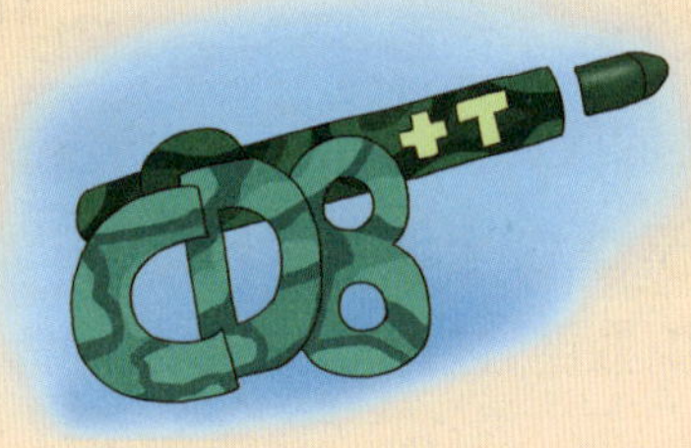

$CD8^+$ T细胞——免疫系统中抗肿瘤的“主攻部队”

（郭 瑛　蔡 振）

第三节 误会免疫的那些事儿

一、健康认知的四个维度

很多朋友说，健康就是没病、体检正常、生活无忧，这么理解对吗？看到很多朋友健身，身体肌肉线条很好，力量感十足，感觉非常健康，这种认知对吗？到底什么才是真正的健康？

听专家说

1. 身心健康才是真正的健康

“人之生，犹水之行，故必顺乎其道。”中国古人的健康理念相比现代人并不逊色。这些理念，越来越多地被各国科学家认可并正在改变人类对健康和疾病的观念，改变西医固有的视野。1948 年，世界卫生组织（WHO）将健康定义为“身体、心理和社会关系的完美状态，而不仅仅是没有疾病或虚弱”，这一观点强调了健康的多维性。WHO 在定义中融入了健康的整体观，涵盖了心理健康，并且强调了预防的重大意义，与中医“上医治未病”的理念相一致。中医所讲的“治未病”，是思想理念的大智慧，西医讲的“预防”是行动上的大举措，两者的融合点，正是免疫系统。

2. 长寿的根本在于免疫健康

《柳叶刀》上有篇文章，介绍了对 3 625 名日本居民 11 年的随访研究，结果表明，外周血淋巴细胞的中 / 高毒性活性会降低癌症风险，而低毒性活性与癌症风险增加有关，表明天然免疫宿主防御功能对癌症的作用。

日本理化学研究所发表于《美国

国家科学院院刊》的研究中发现，7位110岁的超长寿老人都具有不同于普通老人的免疫系统，他们体内细胞毒性$CD4^{+}$ T免疫细胞亚群的数量与普通老人相比有显著增加。其中那些数量增多、功能增强的免疫细胞，正是他们能够长寿的关键因素之一。由此可见，长寿依赖于免疫系统的健康，呵护免疫健康才能真正地抗衰老。

细胞毒性T细胞的存在，保证了人体王国不断清除衰老坏死的不良因素，持续地维持机体器官稳定、高效运行，预防肿瘤等恶性疾病的产生，因此才会实现真正的长寿。

3. 促进免疫就是促进全面健康

免疫系统功能受多种因素干扰，内因涵盖吸烟、酗酒、饮食不规律等不良生活习惯，以及缺乏运动、长期压力、情绪不良、睡眠不足；外因涉及环境污染、微生物变化和气候变化等。随着年龄增长，衰老与内外因共同作用，直接削弱免疫系统功能。

促进健康需从干预这些高危因素入手，摒弃不良习惯，缓解心理压力，这是免疫健康管理的核心理念。根据WHO对健康的定义，健康包含心理和社会适应。从保护免疫功能出发调整生活方式，能实现身体、心理和社会关系的全面健康。

笔者认为，健康包含四个维度：第一维度，精神、心理、情绪和生活习惯是总司令，起统领作用；第二维度，内分泌激素如同政委，负责传达指令；第三维度，免疫细胞和免疫器官是军队，维持健康稳定核心层面；第四维度，身体各个脏器是最基层的人民群众，各类疾病是第四维度器官受损的体现。

第一、二维度的持续失衡会引发第三维度的免疫失衡，进而在5~10年后，在第四维度上，诱发各脏器疾病。疫情后，这个时间窗口可以缩短到3~6个月。因此，从免疫力层面管理健康，在上层维度进行管理是实现治未病、从疾病治疗转向主动预防的关键。同时，健康的免疫力能反向作用于上层维度，实现双向健康调节。

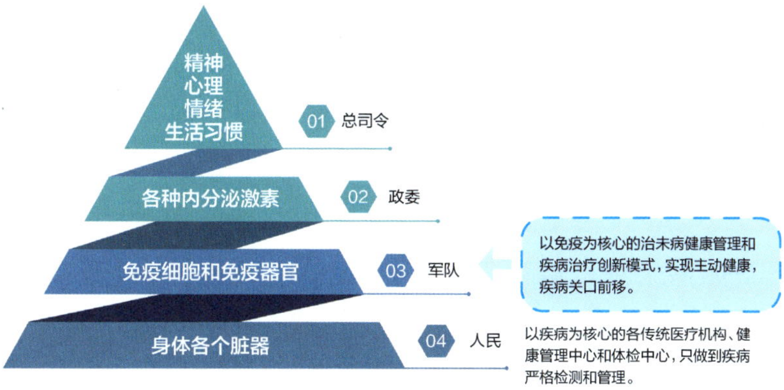

健康认知的四个维度

（郭 瑛　蔡 振）

二、“小病”不断，真能颐养天年吗

在快节奏的现代社会，人们越发关注自身健康。生活中，“小病不断，颐养天年”的说法颇为流行，不少人觉得常患感冒，日后就不会得恶性肿瘤，而很少感冒的人，反倒可能突然确诊肿瘤。但这种观点真的正确吗？

听专家说

1.“小病”对免疫系统的激活

人之所以生病，可从多层面理解。疾病指人体结构、功能或生理的异常，由遗传、环境、生活方式、感染等多种因素引发。

生活中，确实存在一些病病歪歪却无大病的人，好似印证了“小病不断，颐养天年”的说法。出现这一现象的原因如下：免疫系统具有适应性，能对常见病原体产生记忆，再次遭遇时可快速有效应对，降低发病风险。小剂量长期接触某些病原体，免疫系统会产生适应性，降低生病概率，就像军队长期处于小规模战斗状态，警惕性特别强。但也可能导致军队的战斗疲态，遇到重大疾病挑战时，来不及反应，出现大问题。免疫系统因人而异，每个人对病原体的反应有别。有人天生对特定病原体敏感，有人抵抗力强，即便暴露于相同病原体，发病风险也不同。

2.“小病”对免疫系统的伤害

免疫系统正常时，能有效抵御病原体，维持内环境稳定。若小病频发，说明免疫系统有漏洞，面临的风险更大，还会产生负面影响。每次生病，免疫系统启动炎症、发热、疼痛等反应对抗病原体，虽能清除病菌，却也会损伤身体，主要体现在以下五个方面。

一是免疫系统疲劳。频繁生病，免疫系统持续应激，功能逐渐下降，增加患重病风险。

二是慢性炎症。小病不断致使身体长期处于炎症状态，适度的免疫反应有助于对抗病原体，但长期处于慢性低度炎症状态与心血管疾病、代谢性疾病和癌症等多种疾病相关。

三是营养消耗。生病时身体消耗大量能量和营养对抗疾病、修复组织，小病不断会造成营养持续损耗，导致身体缺乏必要营养素，影响正常功能与健康，如结核病患者更易感染病毒。

四是心理健康问题。频繁生病给身体带来负担，还可能引发焦虑、抑郁等心理问题，进一步削弱免疫功能与整体健康。

五是药物不良反应。为治疗小病而频繁用药，部分药物有不良反应，长期使用危害身体，如滥用抗生素会增加细菌耐药性，加大未来治疗难度。

那么，如何才能颐养天年呢？维持机体免疫功能正常、实现免疫平衡，是抵御内外危险因素的关键。随着免疫学知识与技术的进步，“免疫正常化”理念应运而生，这一理念由免疫学家陈列平教授于 2018 年针对肿瘤免疫治疗提出，现已成为健康管理与疾病治疗的核心思想。

当前，全球超过 75% 的人处于亚健康状态，他们存在身体或心理不适，却难以明确病因，多凭主观判断。在此背景下，李先亮教授率先从细胞层面提出量化免疫力的评估方法，并在肿瘤、自身免疫病、器官移植及健康管理等领域开展大量临床试验，从免疫力角度客观界定亚健康人群。该量化评估体系涵盖免疫细胞数量、比例、表型变化，结合免疫细胞功能分析、亚群相互作用、免疫平衡代偿及免疫力评分，从七个维度解读免疫力。

通过免疫力评估实现精准施治，做好三级免疫健康管理，这才是科学实践“颐养天年”的正确路径。

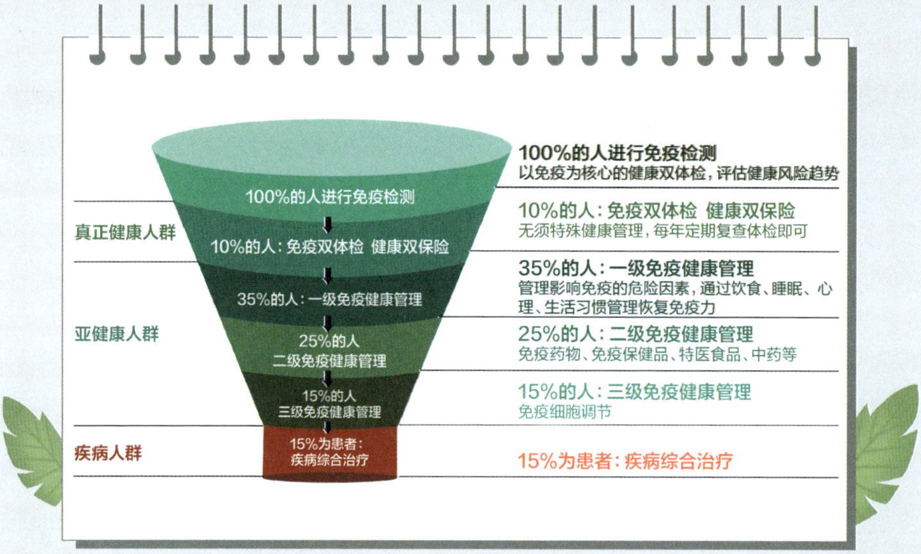

三级免疫健康管理是健康管理的未来方向

（郭 瑛　叶洪楠）

三、吃不吃药，感冒都是七天就好吗

感冒是秋冬季节的常见病，几乎人人都难以幸免。虽然感冒很普遍，但人们对它存在不少误解。比如，很多人感冒时总会纠结“要不要吃药”，还有人觉得“感冒不吃药，七天也能好”，事实真是如此吗？每年甲型流行性感冒（简称“甲流”）高发季，都有年轻人因治疗不及时发展成白肺而去世，面对感冒，究竟该怎么做？

听专家说

1. 感冒的原因和症状

人们常说的感冒，主要是由鼻病毒、流行性感冒病毒等引起的上呼吸道感染。病毒入侵呼吸道，免疫系统启动炎症反应。免疫细胞释放细胞因子、干扰素，引起发热、咳嗽、咽痛等症状，这是免疫系统清除病毒的战斗应激表现。

病毒使呼吸道黏膜发炎肿胀，释放炎症介质，刺激咳嗽反射，咳嗽能清除病原体、维持气道通畅。鼻腔黏膜发炎后，腺体分泌增加，血管扩张，液体流入鼻腔形成鼻涕，用以清除病毒、保持鼻腔湿润。炎症细胞聚集及细胞因子释放损伤组织，导致咽喉黏膜肿胀、充血，化学介质刺激神经末梢，产生咽痛表现。

2. 感冒后免疫系统的反应

病毒进入呼吸道后，感染初期的1~3天内，病毒迅速复制，引发细胞损伤和炎症反应，导致感冒症状出现。此后，免疫系统逐步增强，先天免疫（如NK细胞）与适应性免疫（如T细胞、B细胞）共同作用，免疫反应通常在1周左右达到高峰，助力清除感染。接着，身体开始修复受损组织，在细胞再生和炎症消退的影响下，症状逐渐减轻，整个过程一般持续2周。

3. 并非所有感冒都可以7天自愈

常见的治疗感冒药物，如对乙酰氨基酚、布洛芬等，能缓解症状，起到退热、镇痛的作用，让患者感觉舒适，却无法缩短病程。另外，抗生素对病毒无效，切勿随意使用。感冒在全球传播广泛，不过严重并发症（如肺炎）发生率相对较低，住院率和病死率也显著低于流行性感冒等其他呼吸道感染，进一步体现其自限性。针对感冒进行对症治疗是有必要的。

面对病毒感染，免疫细胞至关重要。感染1~3天，NK细胞主导先天免疫。若病毒弱、NK细胞强，症状轻者3天即可恢复；若病毒强、NK细胞弱，病情会发展。3~10天，T细胞参战，尤其 $CD4^+$ T细胞，是抗病毒主力。一般情况下，$CD4^+$ T细胞能战胜病毒，感冒自愈一般在7~10天。但是如果某些特殊病毒的毒性强、战斗力猛，CD4$^+$ T 细胞薄弱、激活不力，战斗失利，病毒便会引发白肺等危重症，病程超过 2 周。此时 B 细胞闪亮登场，发射免疫球蛋白及抗体武器，虽能战胜病毒，但恢复期较长，一般在 2~3 周。若 B 细胞防线也被突破，免疫力就会崩溃。出现白肺，生命垂危。

所谓感冒为自限性疾病，其实完全是依靠强大的免疫自愈力。但症状严重者、高危人群、合并感染风险者，尤其是免疫防线有漏洞者，合理用药很有必要。常规情况下，测评免疫力，弥补免疫漏洞和弱点，免疫力处于高水平平衡，那么感冒就不再可怕了。

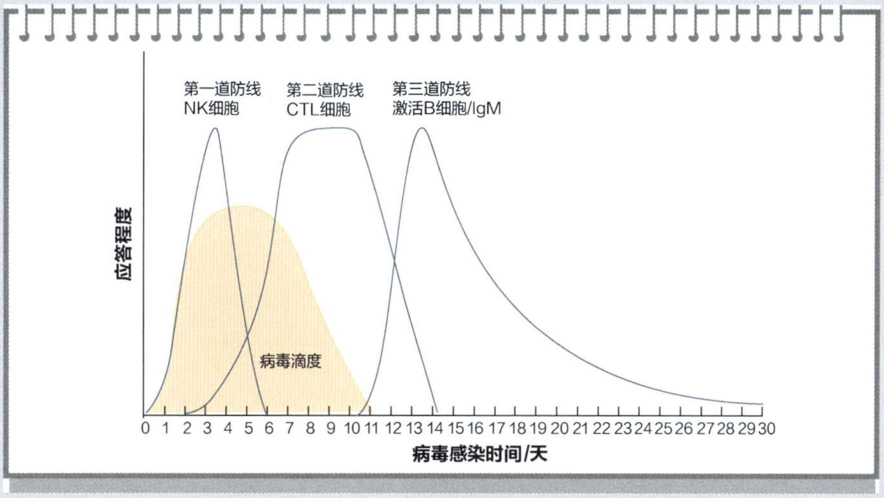

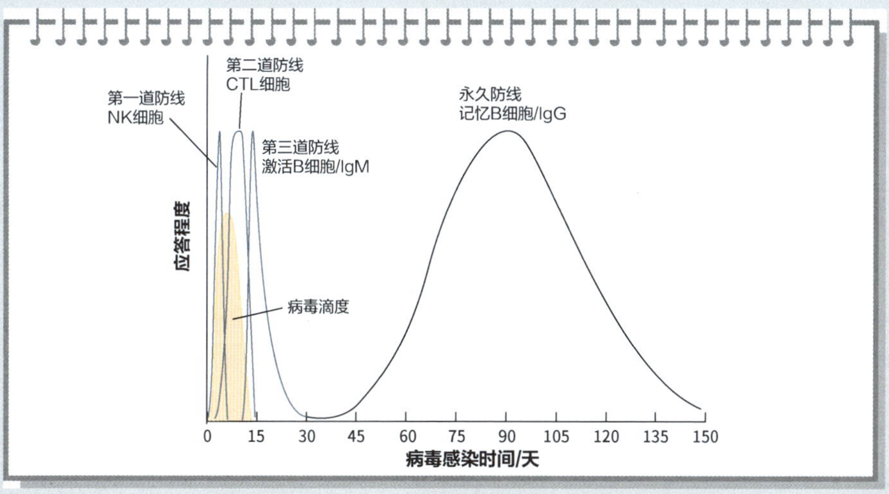

病毒感染时免疫系统各防线应答时间和次序

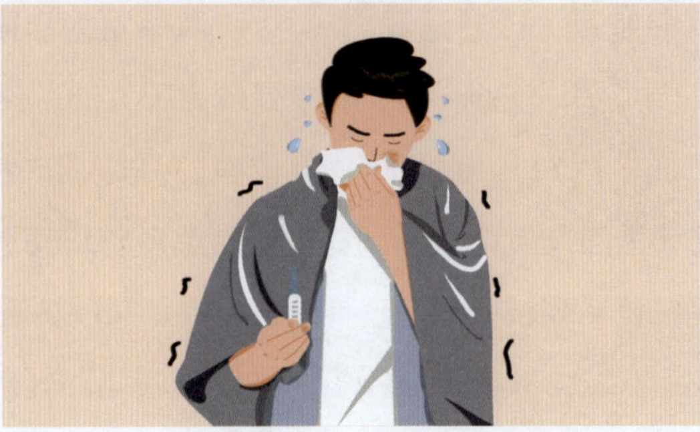

病毒感染时免疫防线最重要

（郭 瑛　贾亚男）

四、让我们来聊聊疫苗

疫苗的发现与应用，贯穿人类对抗传染病的历程，从早期接种到现代疫苗技术的应用，历经重大科学突破与社会变革。疫苗在提升免疫力、减少疾病传播、改善公共卫生等方面作用显著。随着科学技术进步，疫苗研发与应用将持续为人类健康助力。那么，疫苗接种是否安全呢？

听专家说

1. 疫苗的早期实践

疫苗概念可追溯至18世纪前，古代中国和印度已有“接种”实践。彼时，天花是最致命的疾病，可导致约1/3的感染者死亡。人们发现，接种少量天花病毒能让人体产生免疫力，这种早期“疫苗”被称为“人痘接种”。

18世纪，医生把小儿麻痹症患者的痂皮或其他病原物质注入健康人体内，试图使其获得免疫。该方法虽然因使用活病原体而存在风险，但却为后续疫苗开发奠定了基础。1796年，英国的爱德华·詹纳发现挤奶工人因感染牛痘病毒而对天花免疫，他将牛痘液体注射到助手8岁儿子的手臂上，证实男孩未感染天花。爱德华·詹纳的这一发现，被视为现代免疫学和疫苗学的开端，还助力人类在全球根除了天花。

2. 疫苗的发展与赫赫战功

1885年，法国微生物学家路易·巴斯德研发出人类首个病毒疫苗——狂犬病疫苗。他以减毒病毒制备疫苗用于防治，开启病毒疫苗医学应用先河，如同训练免疫军队识别并杀伤敌人。1906年，首个伤寒疫苗成功开发，用减毒伤寒杆菌引发免疫反应。1911年改用灭活伤寒杆菌，免疫效果更佳且不良反应更少。二战时，伤寒疫苗在士兵和战区居民中普遍使用。后为方便，口服伤寒疫苗问世，在学校、军队和高风险人群中应用逐渐广泛，大幅度降低了伤寒发病率。

1955年，乔纳斯·索尔克和阿尔伯特·萨宾分别研制出灭活和减毒活脊髓灰质炎疫苗，全球脊髓灰质炎发病率大幅度下降，帮助许多国家阻断了脊髓灰质炎的传播。1963年麻疹活疫苗推出，经大规模接种，麻疹发病率显著降低，多国几乎消除了麻疹疫情。1977年，索马里出现最后一例自然发生的天花病例。1980年，WHO宣布全球消灭天花，这是人类历史上首个被根除的传染病，彰显了疫苗巨大的成功。

3. 疫苗的推广与新进展

随着对免疫系统反应机制的深入研究，科学家通过解析B细胞、T细胞的作用以及抗体产生原理，利用佐剂增强免疫反应，成功研制出能激活长期免疫记忆的疫苗，显著提升了疫苗效果。

疫苗技术也在不断革新，从早期的活病毒、减毒和灭活病毒疫苗，到细菌培养的减毒活疫苗，再到如今的mRNA疫苗、重组疫苗和病毒载体疫苗等新型疫苗，其凭借更高的安全性和更好的免疫效果脱颖而出。但在某些病毒感染中，这些疫苗的短期和长期价值及作用效果，受到了严峻的考验。

尽管大多数疫苗接种安全性良好，但在特定情况下，个别患者仍可能出现严重不良反应，如过敏、神经系统并发症或自身免疫病。因此，在疫苗研究和临床试验阶段会密切记录不良事件发生率，持续监测其安全性与有效性，以应对公共卫生挑战。

面对重大疫情或传染病，每个人是否接种疫苗以及接种何种疫苗，需在医生全面评估免疫力后谨慎决定。根据免疫力评估结果指导疫苗接种，能提高疫苗接种的精准性，不失为一种有效的疫苗接种指导策略。我们前期的研究结果从免疫细胞检测层面指导疫苗的接种，能够提供更为精准的指导方案，可以为个性化疫苗接种提供更多借鉴。

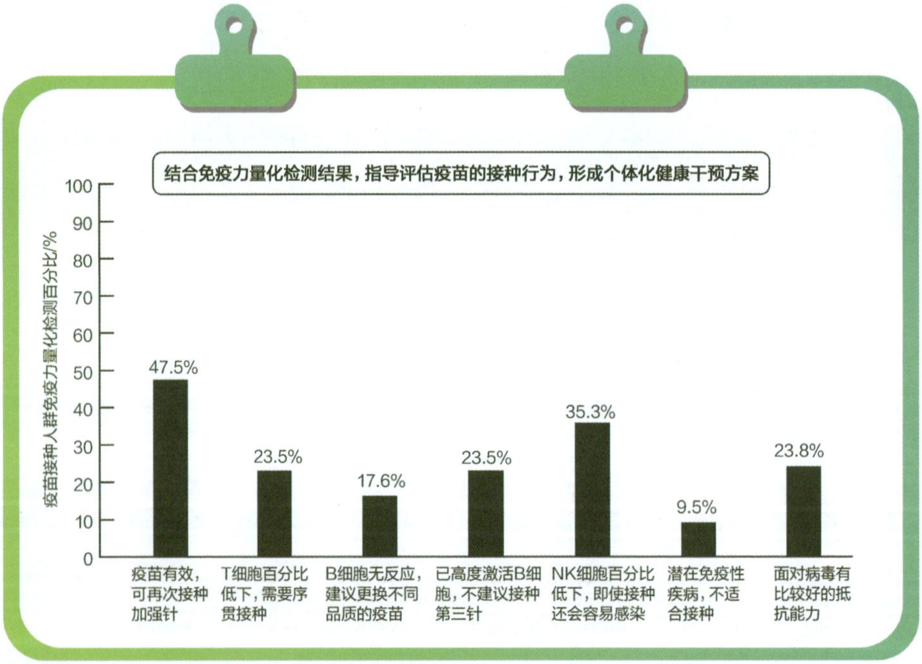

免疫力量化检测指导疫苗接种，形成个体化健康干预方案

（郭 瑛 贾亚男）

五、新型冠状病毒——免疫系统有史以来面对的最大挑战

新型冠状病毒的出现给全球公共健康带来巨大威胁。其传播迅速，对机体免疫系统构成严峻挑战。过去几年抗疫胜利，得益于社会制度的优势和个人免疫力的强大。未来，长新冠对社会群体健康的长期影响不容忽视。面对新冠挑战，如何提前防范、从长新冠中快速恢复，成为亟待解决的问题。

听专家说

1. 新型冠状病毒的特点

新型冠状病毒病毒颗粒外部的刺突蛋白是与宿主细胞结合、入侵的关键。新型冠状病毒复制时易突变，在不同环境中形成多种变异株（亚株），刺突蛋白变异会显著影响病毒感染性和免疫逃逸能力。病毒通过刺突蛋白与宿主细胞表面受体结合，进入细胞利用宿主机制自我复制，产生大量病毒颗粒，致使宿主细胞损伤、死亡。

2. 机体免疫系统对新型冠状病毒的反应

人类历史上，人类免疫缺陷病毒（human immunodeficiency virus，HIV）和新型冠状病毒对人体免疫力影响显著，两者均侵犯免疫细胞。HIV 主要攻击 $CD4^+$ T 细胞，新型冠状病毒则潜伏于骨髓淋巴细胞的祖细胞内，从免疫源头入侵，从根上刨了免疫的祖坟。

感染新型冠状病毒后，机体依靠先天免疫和适应性免疫应对。先天免疫中，模式识别受体识别病毒特征，受感染细胞产生干扰素抗病毒，巨噬细胞和树突状细胞被激活，吞噬病毒启动适应性免疫。自然杀伤细胞（NK 细胞）识别并杀死受感染细胞，受感染细胞释放炎症因子，引发局部炎症，促进免疫细胞浸润和激活。

适应性免疫阶段，树突状细胞和巨噬细胞将病毒抗原呈递给 $CD4^+$ T 细胞，激活 B 细胞增殖分化为浆细胞，产生针对新型冠状病毒的特异性抗体，中和病毒。辅助性 T 细胞（$CD4^+$ T 细胞）识别抗原后分泌细胞因子，促进 B 细胞产生抗体，同时激

活 $CD8^+$ T 细胞直接杀死被感染细胞，限制病毒复制和扩散。

3. 新型冠状病毒对免疫系统的挑战

在免疫系统启动先天免疫的过程中，病毒表面的刺突蛋白可能改变病毒表面的构象，使得体内的抗体不能正确识别，从而逃避免疫监视。例如，有些变异株（如 Omicron）携带多个突变，它们的免疫逃逸能力显著增强，不仅能避开多种抗体的中和作用，还能更高效地在体内定植，从而促进病毒复制并增强自身的存活能力，导致长期潜伏下来。部分变异株（如 Delta 和 Omicron）显示出增强的感染能力和对疫苗产生的中和抗体的逃逸能力，使得接种过疫苗的人群仍可能被感染，导致疫苗的保护作用降低。

长新冠综合征就是因为感染后免疫力长期没有恢复，或者病毒长期潜伏没有被清除。我们看到很多年轻人感染新型冠状病毒后，几乎每一两个月就会有发热、肺炎的表现，而且各种恶性肿瘤、过敏性疾病以及代谢性疾病和心脑血管疾病爆发性增长，这都要引起我们高度重视。

新型冠状病毒能够抑制宿主细胞产生干扰素。干扰素是先天免疫反应中的关键细胞因子，能够有效抑制病毒复制并调节免疫反应。新型冠状病毒通过抑制干扰素产生而降低免疫系统的抗病毒能力，例如病毒的非结构蛋白可以直接干扰宿主细胞对干扰素的反应，从而增强病毒的生存能力。此外，新型冠状病毒还可能通过改变细胞因子的平衡，导致 T 细胞耗竭，降低它们对被感染细胞的杀伤能力，并导致免疫抑制和免疫反应失调。

（郭 瑛　米日拜班·古丽）

第四节 免疫系统是如何保护我们的

一、免疫系统的防御功能——身体内的超级英雄联盟

每个人的身体里，都有一个神奇且强大的免疫系统，它默默守护着人体的健康。如果把身体比作王国，免疫系统就是保家卫国的军队，是抵御“外敌入侵”和“内部叛乱”的坚固防线。下面来看看它是如何在生活中为身体提供防御保护的吧！

听专家说

1. 免疫系统的三道防线——层层保护

你可以把免疫系统看作一座城堡的防御体系，它有三道防线，每一道都承担着不同的任务。

第一道防线：物理与化学屏障——筑起高墙和护城河。首先，皮肤和黏膜是抵御外敌入侵的首道屏障。皮肤如城堡的城墙，能阻挡病原体；黏膜似护城河，像鼻、喉黏膜会分泌黏液捕捉病原体，病原体一旦陷入便难以逃脱。此外，身体分泌物也是守护首道防线的重要武器。

第二道防线：先天免疫——快速反应的巡逻队。如果有敌人侥幸突破了第一道防线，那它们就会遇到免疫系统的第二道防线——先天免疫系统。先天免疫可以理解为身体的巡逻队，它们时刻在体内巡逻，随时准备与入侵的病原体开战。这群巡逻队员里有很多值得一提的英雄，如吞噬细胞（包括巨噬细胞和中性粒细胞）就像是训练有素的侦察兵和清洁工，它们发现外来病原体后，会把病原体包围起来吞噬掉，然后把残骸处理掉。巨噬细胞尤其擅长清扫战场，它们不仅

能消灭敌人，还能清理掉细胞碎片，确保身体的内环境保持整洁。

还有一种细胞叫作自然杀伤细胞（又称 NK 细胞），它们的名字听起来就非常霸气。NK 细胞的主要职责是消灭那些叛变的自家细胞，如感染病毒的细胞或是癌变的细胞。

第三道防线：获得性免疫——量身定制的特种部队。若先天免疫未能彻底消灭敌人，免疫系统会启动获得性免疫，这是由 B 细胞和 T 细胞组成的“特种部队”，能针对特定病原体精准攻击。当病原体入侵人体时，T 细胞率先被激活，$CD4^+$ T 细胞接收树突状细胞信号后，化身指挥官协调作战。$CD8^+$ T 细胞按指令识别并摧毁被感染细胞，防止病毒扩散。获得性免疫具有记忆功能，当病原体再次入侵时，可迅速识别并攻击，这也是疫苗的作用原理。若 T 细胞未能消灭敌人，B 细胞会产生特异性抗体，像导弹一样精准黏附病原体使其失活，再交由巨噬细胞处理。

2. 免疫防御中的战争艺术——平衡与智慧

免疫系统的运作充满智慧，免疫反应需在御敌和保护自身组织间保持平衡。反应过弱，病原体肆虐；反应过强，身体会遭受攻击。免疫系统失衡时，会引发自身免疫病，如桥本甲状腺炎、类风湿关节炎等。免疫系统懂得适度反应，既能有效御敌，又能保护自身组织，这种平衡艺术使其成为身体最精妙的防御机制之一。

免疫系统虽强大，却也需悉心呵护。均衡饮食、规律运动、充足睡眠及心情愉悦，是增强免疫力的良方。如同精锐军队，免疫系统需要补给与休息，才能在对抗病原体时火力全开，默默守护身体每一处，抵御侵害。免疫系统，无疑是身体最忠诚可靠的卫士。

（白 纯　徐志强）

二、免疫系统的稳定功能——身体的和谐乐章

在人体这个复杂而精密的生物体内，免疫系统不仅仅是战胜敌人的强大力量，它同样承担着另一个至关重要的任务——维护身体的稳定与和谐。想象一

下，免疫系统就像是一位交响乐指挥家，协调着身体各个“乐器”之间的演奏，以确保身体的健康与稳定。

听专家说

每个生物体都有理想的“平衡状态”，即“稳态”，如同国家的和平年代。稳态下，身体各项生理功能协同良好，细胞代谢、内分泌调节、神经系统活动等都维持在相对恒定的范围。而免疫系统堪称平衡大师，保证人体在面对内外部挑战时，始终维持良好的生理状态。这种稳态主要靠以下几个方面来维系。

1. 调节免疫反应，防止过度反应

想象一下，小镇上发生小规模骚乱，若警察出动过多，杀鸡用了牛刀，可能会引起警力的不平衡，这样可能会让镇子陷入更大的混乱。免疫系统也会面临类似挑战。当人体遭遇外部病原体时，过激的免疫反应可能损伤自身组织，引发过敏、自身免疫病等。为防止这种情况出现，免疫系统中有

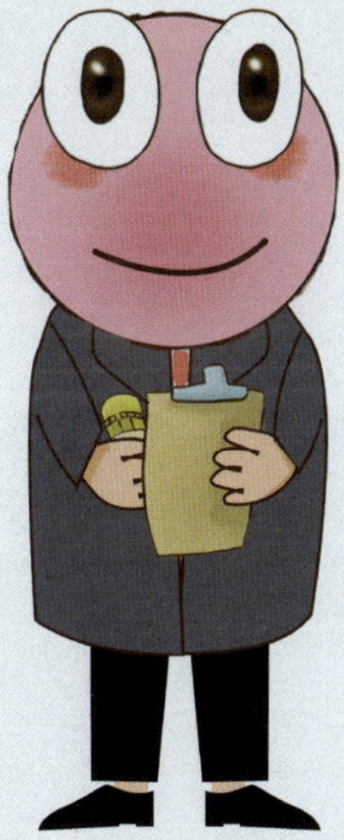

调节性 T 细胞

一类重要的细胞，即调节性T细胞。它们就像和平使者、免疫军队的政委，能抑制过度的免疫反应，确保免疫系统活动不会失控。

2. 细胞更新与损伤修复

在日常活动中，身体难免受伤，出现小伤口、感染或炎症。此时，免疫系统既要启动防御，又要发挥稳定功能，促进损伤修复，免疫细胞在此过程中至关重要。巨噬细胞便是关键一员，组织受损时，它会迅速抵达损伤处，清除死细胞和病原体，释放生长因子，助力细胞再生与修复。这就好比暴风雨后，军队迅速开展清理和修复工作，让小镇恢复生机。

3. 免疫系统的监测与反馈

免疫系统的稳定不仅依靠调节反应和损伤修复，还依靠其监测和反馈机制。这个机制确保了身体在各个生理活动中都处于一种安全的状态，主要从以下几个方面来协调完成。

细胞的自我监测：免疫细胞中的T细胞，具备卓越的自我监测能力，能精准识别自我与非我。一旦检测到感染或癌变等异常细胞，便迅速响应，如同安全系统对入侵者发出警报。同时，免疫细胞会建立耐受性，在健康时识别自身组织，避免攻击正常细胞，这是维持免疫系统稳定、预防自身免疫病的关键。

细胞因子的指挥：细胞因子是免疫系统的关键信使，能促进免疫细胞间的沟通与协作。在免疫反应中，细胞因子的释放与抑制对维持身体稳态极为重要。当身体遭受感染时，炎症细胞释放促炎细胞因子，吸引更多免疫细胞抵御外敌；感染消除后，抗炎细胞因子抑制炎症，避免过度反应。这一过程如同指挥有序的音乐会，各乐器配合默契，时而激昂，时而舒缓，以确保演出顺利。

免疫系统的稳定机制复杂而精妙，不仅能让身体有效应对外部威胁，还能维持体内环境的和谐平衡。恰似一场和谐的交响乐，免疫系统默默奏响维护健康的旋律。理解并支持免疫系统的稳定，才能更好地守护身体，迎接生活的挑战。

（白 纯　徐志强）

三、免疫系统的监视功能——无声的守护者

在人体这个复杂的生物王国里，免疫系统是忠诚的卫士，也是智慧的守护者，时刻监测着身体内外环境。若把身体比作城市，免疫系统就如同城市的安全监控中心，时刻留意并应对潜在威胁。那么，它究竟是如何运作的？

听专家说

1. 免疫系统的监视网络

免疫系统的监视功能依赖特殊细胞，它们像城市的安保人员，全天候监控身体。这些监视者包含T细胞、B细胞、巨噬细胞和树突状细胞等免疫细胞，它们随时应对突发状况。让我们来看看这些前线的保安是怎么监视的吧！

侦察兵——树突状细胞：树突状细胞堪称免疫系统里的侦察兵，在身体各处巡逻，收集外部信息。一旦发现病原体入侵，便迅速将其吞噬，记住敌人的特征，再把信息传递给其他免疫细胞，启动免疫反应。它如同城市里的侦察兵，深入一线掌握敌情，并及时汇报。如此快速的信息传递，保障了免疫系统能迅速反应，以守护身体安全。

警报系统——细胞因子：在免疫系统里，细胞因子就像警报系统，是细胞间的通信信号，助力免疫细胞协同。当细菌或病毒入侵人体时，被感染细胞释放促炎细胞因子，如同城市拉响警报，迅速召集周围的免疫细胞。细胞因子不仅引发免疫反应，还调节免疫活动。免疫反应结束后，抗炎细胞因子释放，抑制炎症，让身体恢复稳态，就像警报解除后安保人员恢复正常巡逻。

2. 免疫监视：自我识别与防御

免疫系统的监视功能不仅要防范外来的病原体，它还必须时刻关注自身的健康，监测自体细胞的状态。这种自我识别的能力是免疫系统保护身体的重要机制。

识别自我与非我：T细胞的自我识别能力极强。人体每个细胞表面都有特殊分子标记人类白细胞抗原（HLA），免疫系统借此识别细胞身份。正常细胞的HLA呈自我特征，一旦细

胞感染病毒或癌变，抗原就会改变。T细胞能敏锐识别这些变化并迅速做出反应，如同城市警察发现可疑人员立即调查。这种自我监测能力，让免疫系统及时清除潜在威胁，预防疾病。

免疫记忆——经验的积累：免疫系统的监视功能不仅依赖于实时的信息收集，还依靠免疫记忆的建立。每当免疫系统成功识别和清除一种病原体后，它会记住这种病原体的特征，这些信息被存储在特定的免疫细胞中。当相同的病原体再次入侵时，免疫系统能够迅速识别并启动强有力的反应。这种记忆机制使得免疫系统在面对已知的威胁时，反应速度大大加快，仿佛是城市中安保人员的应急演练，训练有素，迅速有效。

免疫系统的监视功能就像是一位无声的守护者，时刻关注着身体的安全与健康。它通过实时的监测和信息传递，确保身体能够有效应对外来的威胁，同时也保持对身体状态的关注。

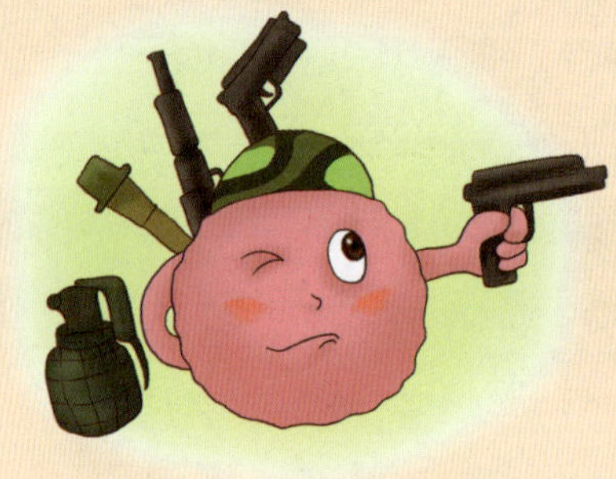

免疫系统具备监视功能

（白 纯 徐志强）

四、免疫系统的记忆力——身体里的记忆档案馆

在人生旅程中，记忆至关重要，它留住美好瞬间，让我们从过往经历中学习成长。同样，免疫系统也有着神奇的记忆力，默默守护着身体健康。那么，它是如何建立起记忆档案馆的？

听专家说

免疫系统的记忆就像一座档案馆，储存着过往入侵病原体的信息。这里藏书丰富，每本都记录着病原体的特征。当相同病原体再次入侵人体时，免疫系统便能快速检索、迅速做出反应。具体过程包括以下几步。

1. 记忆的形成：免疫记忆的初体验

当身体首次遭遇病原体（如细菌、病毒）时，免疫系统便开启记忆建立过程，主要包含以下几个关键步骤。

入侵检测：树突状细胞如同免疫系统的侦察兵，发现病原体后将其吞噬，再把抗原信息（即“身份证”）传递给 T 细胞和 B 细胞。

免疫反应：B 细胞被激活，产生特异性抗体，精准中和或消灭病原体。同时，T 细胞也被激活，杀伤被感染细胞，保护健康细胞。

记忆细胞形成：成功清除病原体后，部分 B 细胞和 T 细胞转变为记忆细胞，像图书管理员一样，等待相同病原体再次来袭。

2. 记忆细胞的高效工作

一旦身体再次遭遇相同的病原体，免疫系统的反应速度就会大大加快。这是因为记忆细胞能够迅速识别入侵者并启动免疫反应。以下是记忆细胞工作时的几个特点。

反应速度快：免疫系统留存了之前的经验，记忆细胞能迅速识别病原体，并在短时间内召集更多免疫细胞投入战斗。这种快速反应通常能在几天内清除病原体，几乎不会让人出现疾病症状。

抗体生产迅速：记忆 B 细胞可在数天内产生大量抗体，这些抗体能迅速中和病原体，或标记病原体以便其他免疫细胞清除。就像训练有素的军队，面对熟悉的敌人能迅速出击。

长期保护：部分记忆细胞能在体内存活多年甚至终身。比如幼年接种麻疹活疫苗后，人体可获得多年乃至终身免疫力，这正是利用了免疫记忆的优势。

3. 免疫记忆的实际应用

免疫系统的记忆功能不仅守护着身体健康，在现代医学尤其是疫苗接种领域也发挥着关键作用。疫苗如同免疫系统的模拟培训课，通过引入弱化或灭活的病原体，让免疫系统提前熟悉并建立记忆。

疫苗的工作原理：接种疫苗后，免疫系统将其抗原识别为病原体，激活B细胞、T细胞，产生记忆细胞。日后遭遇真病原体时，免疫反应便能迅速启动，预防重症。

提高群体免疫力：随着接种人数增多，社会整体免疫力提升，形成群体免疫。即便少数人未接种，也能受群体保护，降低传染病传播风险，保护因健康问题无法接种的人群。

免疫系统的记忆力是保持身体健康的关键。通过产生记忆细胞，使免疫系统在病原体再次入侵时迅速做出反应，抵御疾病。这一机制如同记忆档案馆，记录与病原体的交锋过程，助力机体从中学习。免疫系统的记忆功能可以更好地守护健康。

（白 纯　徐志强）

五、免疫系统的团结性——协作中的力量

在人体里，免疫系统宛如一支精锐之师，每个成员都各司其职。团队的团结协作是其力量的源泉。倘若免疫细胞各自为战，缺乏默契配合，就难以有效抵御各种入侵者。下面让我们来看看这个免疫团队是如何并肩作战，守护身体的吧！

听 专家说

1. 团结的力量：免疫系统的成员

免疫系统由多种不同类型的细胞和分子组成，它们各司其职、通力合作，共同维护身体的健康。这些免疫细胞就像是一支多元化的乐队，每一种细胞都有自己的“乐器”，只有和谐地配合，才能演奏出动人的乐章。

吞噬细胞——勇猛的战士：吞噬细胞（包括巨噬细胞和中性粒细胞）堪称免疫系统的先锋卫士。当病原体入侵时，它们迅速响应，识别并吞噬细菌、病毒，清除感染原。作为免疫系统的基石，没有它们冲锋在前，其他免疫细胞便难以发挥作用。

B 细胞与抗体——精确的打击者：B 细胞堪称免疫系统的狙击手，能产生针对特定病原体的抗体，这些抗体如同精准导弹，可找到并中和病原体。B 细胞感知敌人后，会迅速分化为浆细胞，大量生产抗体支援战斗，这种协作使免疫系统能快速有效地对感染进行反击。

T 细胞——指挥官与战术家：T 细胞是免疫系统的指挥官。辅助性 T 细胞发信号召集其他免疫细胞参战，NKT 细胞直接攻击被病毒感染的细胞，确保免疫反应协调有效，避免免疫系统战斗混乱。

2. 团结合作的典范：相互支持与紧密联络

在免疫系统中，细胞不仅仅是执行各自的任务，它们还通过信号传递和相互作用来增强彼此的效能。这种相互支持是免疫系统团结性的具体体现。

细胞因子的桥梁作用：细胞因子是免疫细胞间的关键信使，在免疫反应中作用重大。细胞激活时释放细胞因子，与其他细胞沟通，如同团队的战斗指令，让免疫细胞同步行动、迅速做出反应。巨噬细胞发现病原体后，释放促炎因子招募援军；调节性 T 细胞则释放抗炎细胞因子，防止免疫反应失控。这种协作使免疫系统面对挑战时战斗力强大。

经验分享——免疫记忆的延续：免疫系统的团结性，既体现在战斗时的合作，也体现在建立免疫记忆的过程。病原体被清除后，部分免疫细胞会变成记忆细胞，储存对抗病原体的经验。未来再遇到相同的病原体时，记忆细胞能迅速识别，为免疫团队提供即时支持。

3. 团结的精神：战胜疾病的关键

面对病原体所带来的挑战，免疫系统的团结是赢得胜利的关键。每个细胞都是这场战争的重要角色，只有团结合作，免疫系统才能有效应对威胁。这种个体的团结作战会催生群体免疫这一伟大的社会效应。免疫合作不仅体现在个体细胞间，也体现在整个社会。当足够多的人接种疫苗或自然感染获得免疫力，疾病传播风险就会显著降低。集体免疫力如同一个大团队，相互保护，保障弱势群体安全。

免疫系统的团结性是身体健康的重要保障。在这复杂的生态系统中，每个细胞都不可或缺，只有团结合作，免疫系统才能发挥强大的保护作用。

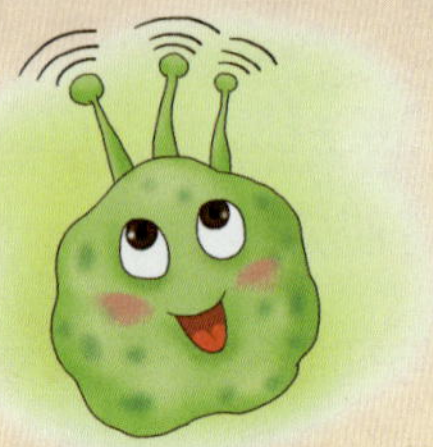

免疫细胞的信号分子传导是身体健康的重要保障

（白　纯　徐志强）

六、免疫系统的平衡性——维持身体和谐的艺术

西方免疫专家、民间健康专家和老百姓都强调提高免疫力，保健品也如此宣传，认为免疫力越高，身体越好。但这个观点正确吗？有句老话“饺子好吃也不能天天吃”，讲的是适度原则，免疫力也是如此。那什么是真正健康的免疫力呢？

听专家说

在自然界中，平衡至关重要。生态系统的食物链、人体生理过程都遵循平衡规律。古人认为，身体健康依赖阴阳平衡，阴阳调和，身体才能健康。免疫系统同样如此。1989 年，免疫学家 Janeway 在 *Nature* 上发文阐述免疫系统进化，提出“免疫系统平衡”概念，认为免疫系统的复杂性和适应性使其能对抗病原体并耐受自身组织，该观点影响深远。Janeway 强调，免疫平衡失调可能引发感染、肿瘤、自身免疫病等。李先亮教授在

2017年提出了正常免疫力就是免疫调节和免疫效应的高水平动态平衡的理论，并详细阐述了其内涵，清晰地把免疫力的正常态阐述明了。

1. 免疫系统的“平衡舞”

免疫反应的双重角色：免疫系统的平衡性体现在其兼具保护与抑制作用。面对外来病原体，免疫系统需启动强力免疫反应予以消灭；而病原体被清除后，免疫反应必须及时终止，以防自身组织受损。这种双重角色的平衡宛如控制阀，既要保证防御力度，又要避免过度反应。在此过程中，调节性T细胞至关重要，它就像舞蹈团的指挥、军队中的政委，确保免疫反应强度适中，使身体免受过度炎症侵害。因此调节性细胞和效应性细胞的平衡是免疫系统发挥正常功能的重要基础。

细胞因子的平衡：细胞因子是免疫系统中的通信兵，协调免疫反应。免疫细胞应对感染时释放促炎细胞因子，召集援军；战斗结束后，抗炎细胞因子抑制炎症，帮助身体恢复平衡。这一过程如同乐队演奏，乐器配合默契才能奏响和谐乐章，一旦失调，免疫系统就会失衡。细胞因子层面的平衡，其实源于细胞层面的平衡，这些平衡的动态维持，是免疫系统的基本工作。

2. 平衡的重要性：避免自身免疫病

免疫系统的平衡不仅关乎健康的维护，还关系到疾病的发生。当免疫系统的平衡被打破时，可能出现一系列健康问题。

过度反应：如果免疫反应过于激烈，可能导致过敏反应或自身免疫病。如类风湿关节炎和系统性红斑狼疮，都是由免疫系统错误地攻击自身组织引起的。常见原因是某个免疫细胞亚群显著减低，另一个细胞亚群代偿性激活，结果代偿过度，导致了自身免疫病的发生。因此不同细胞亚群之间的失衡才是自身免疫病的发生基础。

反应不足：相反，如果免疫反应不足，身体又会面临感染的风险。例如，人类免疫缺陷病毒会攻击免疫系统的核心细胞——T细胞，导致免疫功能严重受损，使身体容易感染各种疾病，甚至导致肿瘤高发。肿瘤的发生就是源于自身的免疫漏洞和免疫防线的弱点，是免疫平衡失调的结果。

3. 免疫平衡的其他学说

国际免疫学界用“免疫稳态”描述免疫系统的平衡，指其在不同环境下维持自身功能的能力。免疫稳态可通过细胞增殖与凋亡、免疫细胞迁移、细胞因子调节等机制实现，调节性T细胞和肠道微生物组是维持免疫稳态的关键。

免疫平衡至关重要，它不仅能让免疫系统精准识别自身细胞与外来病原体，预防自身免疫病，还能有效应对各类感染，保证疫苗接种成功。疫苗诱导免疫反应增强免疫记忆，免疫平衡则确保反应既有效又不过度。在社会层面，维持免疫平衡可提升群体免疫力，降低传染病传播风险，保护弱势群体。

免疫平衡在组织损伤修复中作用显著，适度免疫反应可清除死细胞与病原体，促进组织再生愈合，抑制炎症反应，加速康复。免疫平衡一旦被打破，肿瘤细胞易免疫逃逸，推动肿瘤发展，因此维持免疫平衡对肿瘤防治意义重大。

免疫系统的平衡体现在很多方面，在后面免疫力的正常定义中，我们会详细定义，我们要记住，高水平平衡的免疫力，才是健康的免疫力。

（白 纯　徐志强）

第五节 免疫健康管理是实现健康中国的抓手

一、90% 以上的疾病跟免疫相关

大量研究证实，免疫系统健康与否和许多疾病的发生发展关系密切。那么，哪些疾病与免疫失衡密切相关呢？

听专家说

哪些疾病与免疫失衡相关呢？这些常见病的危害较大，而人们对其背后免疫失衡的了解却不多，比如下列疾病发生的隐性根源就是免疫失衡。

1. 自身免疫病

自身免疫病是免疫系统错误攻击自身组织引发的，类风湿关节炎、系统性红斑狼疮等疾病就属于自身免疫病。我国约有 3 000 万患者，发病机制为免疫激活导致自身免疫攻击，因此，针对自身免疫病患者，传统治疗主要以抑制免疫力为主。而通过免疫状态全面检测分析发现部分自身免疫病是免疫力降低后的代偿性激活引起的。针对降低的免疫细胞进行治疗，反而可以实现这类疾病的治愈。因此，测评免疫力可改变这类疾病的治疗方向与原则。

2. 过敏性疾病

这是更常见的一类和免疫力增强相关的疾病，全国约 1.3 亿人存在过敏反应。过敏性疾病是免疫系统对花粉、食物等无害物质过度反应，引发炎症与过敏症状的疾病。这类疾病治疗棘手，而我们最新发现，大多数过敏性疾病患者存在免疫力降低的情况，针对性的管理，可以彻底改变过敏性疾病的治疗方向和治疗效果。

3. 免疫缺陷病

免疫缺陷病是指免疫系统功能缺

陷，导致机体对病原体的抵抗力降低，易受感染的疾病。例如，艾滋病、先天性免疫缺陷病（如重症联合免疫缺陷病）等都属于免疫缺陷病。这些疾病都需测评免疫力，并将免疫力提升至高水平的平衡状态。

4. 慢性炎症性疾病

大多数非特异性炎症性疾病（如炎症性肠病）的发生基于免疫失衡，免疫失衡导致长期慢性低度炎症反应，如果不及时处理，将导致某些慢性炎症性疾病的发生和发展。测评免疫力可为这类疾病的治疗提供新选择。

5. 传染病

甲型流感病毒、乙型流感病毒、人乳头瘤病毒（HPV）等致病病毒，通常在人体免疫力低下时容易乘虚而入。治疗时，除了针对病原体的治疗，提升人体免疫力、筑牢免疫防线也很关键。

6. 器官移植后的感染和肿瘤

终末期疾病患者接受器官移植后，需终身服用免疫抑制药物预防排斥反应，但免疫力被过度抑制易引发感染和肿瘤。因此，评估免疫力并调整药物剂量，对这类患者至关重要。

7. 代谢性疾病

近年来研究发现，年轻人的代谢综合征与免疫力低下、器官代谢能力降低相关。从免疫力角度解决代谢问题，是未来的一个研究方向。

8. 心脑血管疾病

近年来心血管疾病出现年轻化趋势，部分人 40 多岁就出现房颤、心肌缺血等病症，根源是免疫力降低致使血管的神经内分泌调节失衡，易引发节律异常与血管痉挛，进而诱发疾病。因此，从提高免疫力入手解决心脑血管问题，不失为未来的新方向。

9. 肿瘤性疾病

肿瘤的发生原因众多，其中免疫防线减弱是最被广泛认可的因素。肿瘤患者的死亡往往源于恶病质状态，本质上是免疫力衰竭。近年来，肿瘤治疗最大的突破在于从免疫力角度入手，取得了革命性进展和显著疗效。由此可见，免疫力才是战胜肿瘤的真正法宝。

许多疾病的发生都与免疫力相关，如肿瘤、神经系统疾病、精神心理疾病等。疾病的发生发展受遗传、环境、生活方式等多种因素的影响，不能简单认定全由免疫力异常导致。不过，从免疫力角度进行治疗，往往能带来意外突破。

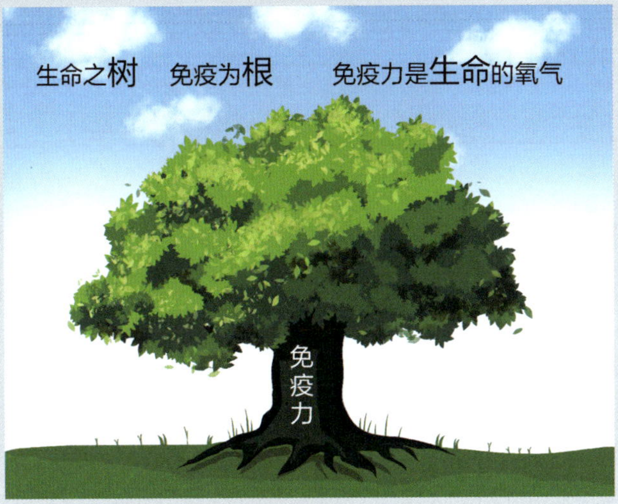

生命之树，免疫为根，免疫力是生命的氧气

（蔡　振　徐志强）

二、细胞治疗的时代已经到来

虽然科技迅猛发展，新药、先进医疗器械频出，医疗投入增加，医院规模扩大，但现实却是患者增加，住院难，医保压力大。慢性疾病患者长期服药却难治愈，医疗似乎陷入怪圈，生物医药领域也面临困境。对此，是否能跳出传统框架重新审视健康问题？解题关键又在哪里？

听专家说

1. 细胞领域的新发展

生物医药领域已经进入了免疫细胞时代。研究人员和医学界越来越关注免疫细胞的功能和调控机制，以开发新的免疫治疗方法。免疫治疗是利用免疫系统的功能来治疗疾病，包括癌症、自身免疫病等。免疫细胞的研究和应用已经取得了一些重要的突破和进展。

从微观到宏观，基因、蛋白质、细

胞、组织、器官和人体，是健康研究的几个不同维度。科学家在基因和蛋白质维度做了很多工作，而临床医疗多在组织和器官水平做努力。其实一个人的健康研究，合适的角度是从细胞水平入手，细胞健康才是一个人真正健康的核心。

2. 细胞领域的研究发展

从 2010 年开始，生物医药的研究进入了细胞治疗的临床应用时代。2010 年，免疫细胞作为药物开始在临床应用，现在已经有更多的细胞药物得到了国家药品监督管理局的批准，在临床上带来了很好的疗效。各种新的细胞药物层出不穷，TCR-T、CAR-T、TIL 等。CAR-T 细胞治疗是一种利用改造的 T 细胞来攻击癌细胞的治疗方法，已经在某些白血病和淋巴瘤的治疗中取得了显著的成功。

免疫细胞的研究还涉及其他疾病的免疫调节、炎症反应的控制等方面。通过量化免疫力评估，可以在过敏和自身免疫病的治疗，心脑血管和代谢性疾病的治疗以及亚健康的管理方面，开展免疫细胞治疗研究。

3. 细胞领域的未来发展

未来，细胞治疗不仅有增强免疫力的效应性细胞疗法，还能借助调节性细胞治疗免疫激活类疾病，比如在器官移植、自身免疫病中诱导免疫耐受。深入探究免疫细胞功能及相互作用，可为疾病防治开拓新思路。

除免疫细胞外，干细胞研究与临床应用也是细胞治疗的关键方向。不过，干细胞治疗需要更多临床前研究、精准匹配适应证，还亟待科研突破。

免疫细胞研究与应用已成为生物医药领域的焦点，为疾病防治开辟新路径，带来机遇与挑战。了解并信任细胞，将为健康之旅带来生机。

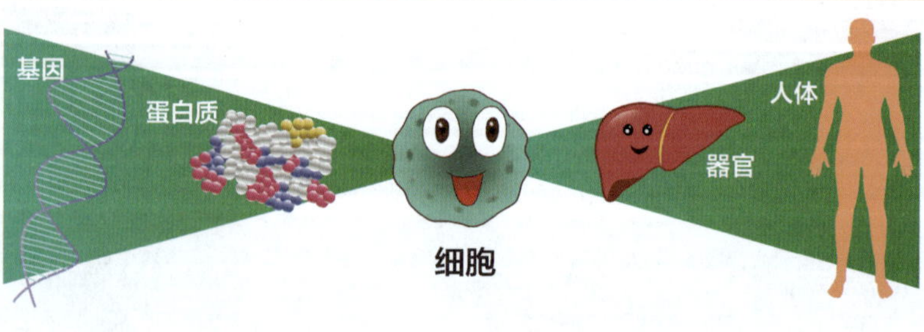

人体的健康主要是细胞的健康

（蔡 振 徐志强）

三、后疫情时代，免疫力更重要

疫情已过，风波未停。新型冠状病毒潜伏，长新冠综合征带来的健康管理挑战，才开始需要真正地面对。后疫情时代，在临床上看到疫情带来的新一轮疾病高发浪潮，健康管理和疾病治疗都面临着新的挑战。如何做好后疫情时代健康管理？出路在哪里？

听专家说

1. 出路就在免疫力

在人类历史上，只有两种病毒是长期甚至终身影响免疫力的，一种是人类免疫缺陷病毒，另一种就是新型冠状病毒，因此后者也被称为“小艾滋”。长新冠综合征的出现，有两层含义：第一，新型冠状病毒感染，导致免疫力长期低下，无法得到很好的恢复。第二，新型冠状病毒长期潜伏在体内，没有被彻底清除，会导致一系列疾病和亚健康状态。这就是疫情后，健康面临的严峻问题。

在健康管理的历史上，从来没有一个需求被如此强烈地催生，那就是免疫力的管理。大家都认识到，面对突发新型冠状病毒的传染，最终胜利只有靠自己的免疫力。面对病毒的侵犯，人类真正做到了平等。免疫力好的人，轻松过关；免疫力一般的人，经过战斗，可以过关；免疫力差或有漏洞的人，过不了关。这些年的国内外疫情，无不印证了这么一个朴素的道理。不论权力富贵，不论年龄高低，不论种族性别，病毒考验的就是免疫力。

2. 疫情后人们面临新的问题

更可怕的是，疫情虽已结束，但其对健康的危害却远未终结，长期影响才刚刚拉开帷幕。大多数新冠康复者免疫力下降，免疫漏洞短则3~6个月，长则3~5年，可能引发各种疾病，且某些疾病发展迅猛，难有治愈的机会。

很多专家在临床发现，疫情后恶性肿瘤患者人数爆发式增长，甚至出现一人双器官同时患原发癌的罕见病例，这在疫情前几乎从未出现。此前多为单一原发肿瘤伴转移，如今这种情况让医生在治疗方案的选择上陷入困境。

在血液肿瘤中，也出现了两种淋巴细胞同时癌变的情况，挑战了常规的认知。同时，医生留意到，青年人中淋巴瘤发病率上升，年轻人的心脑血管梗死、缺血性疾病、心律失常、高血压、糖尿病、过敏性疾病（如哮喘）以及各类代谢性疾病的发病率也呈增长趋势。女性受孕难度增加，胎儿流产、畸形概率上升。全球范围内，抑郁症发病率增加了 47%，孤独症发病率也增加了 4 倍。

此外，诸多亚健康症状，如疲惫、乏力、盗汗、午后潮热、心情烦躁等在不少人身上出现，患者四处求医却难以确诊。从免疫力角度探寻根源，往往能找到解决办法。

健康是“1”，其他的财富、名气、地位等都是 1 后面的“0”。如果没有了健康，人生一切都归零。健康领域已步入细胞时代，细胞解决方案的核心在于免疫力。所有新冠康复者都应测评免疫力，只有找出免疫防线的漏洞与薄弱点并加以修复，才能筑牢健康防线。疫情之后，健康管理进入免疫时代，免疫健康管理成为疫情后健康管理的关键所在。

（李 瀚 贾亚男）

第二章

免疫管理是实现主动健康的关键

第一节 什么是正常免疫力

一、正常免疫力是免疫的阴阳平衡

研究学者常以提高免疫力为研究目标。2018 年，陈列平教授提出“免疫正常化”概念，即矫正有缺陷的免疫机制，使患者因肿瘤降低的免疫反应恢复正常。陈教授指出，单纯关注免疫增强，会让免疫反应高于正常水平，带来更大的不良反应，具有误导性。免疫正常化理念的提出是免疫学领域的进步。但问题随之而来，什么是正常的免疫力呢？

听专家说

1. 正常免疫功能的三个方面

第一方面是对外防御杀伤功能，即免疫系统对外来抗原物质产生免疫应答，最终消灭外来细菌、病毒等抗原，预防感染性疾病的发生。第二方面是对内监视与清除功能，即机体通过免疫细胞识别病变细胞、突变抗原，并通过非特异性或特异性效应杀伤细胞，清除异常或突变细胞，保持体内细胞的正常环境。第三方面是免疫系统内部自稳功能，即淋巴细胞能识别并区分“非我”和“自我”抗原物质，当自稳功能出现异常时，可导致自身免疫病发生和其他健康异常状态。

细胞是人体健康的核心基本单位，因此通过评估检测免疫细胞的功能状态，可反映人体的免疫状态中最重要的功能。当代威胁人类健康的常见慢性疾病大多与机体免疫细胞功能异常有关，肿瘤的发生和自身免疫病的发展更是与机体的免疫功能状态异常密切相关。

研究表明，部分细胞亚群的数量和效能降低，会导致其他功能相关细胞亚群的代偿性激活，以维持机体免疫的正常功能和状态。如果部分免疫细胞亚群功能降低，另一部分细胞亚群代偿性激活，机体有遭受免疫攻击的可能，多见于自身免疫病发作期、器官移植急性排斥反应期、过敏和哮喘发作等。如果免疫系统处于严重低能状态，甚至免疫衰竭状态，会导致肿瘤高发，以及出现其他各器官功能低下的表现。

2. 免疫系统平衡非常重要

基于对免疫学的理解和研究，根据免疫细胞亚群的功能、分类及相互作用，结合阴阳平衡理论指导，李先亮教授定义正常免疫细胞功能状态是免疫细胞亚群之间的平衡，主要是免疫调节细胞与免疫效应细胞数量和功能的高水平动态平衡。主要表现为以下七个方面：①淋巴细胞和粒细胞之间的平衡；②调节性细胞和效应细胞之间的平衡；③ T 细胞和抗原提呈细胞之间的平衡；④ T 细胞和 B 细胞以及 NK 细胞之间的平衡；⑤ $CD4^+$ T 细胞和 $CD8^+$ T 细胞之间的平衡；⑥ $CD4^+$ T 或 $CD8^+$ T 细胞亚群内部调节性细胞和效应细胞亚群之间的平衡；⑦髓样树突状细胞和淋巴树突状细胞之间的平衡。这是国内外第一个详细的正常免疫力定义，阐明了免疫力的基本内涵。

免疫系统的内在平衡很重要，免疫系统与其他系统的协调也很重要，因为免疫系统与其他系统（如神经系统、内分泌系统等）之间存在着复杂的相互作用和调控，而正常免疫力需要免疫系统与其他系统保持协调，以维持身体的整体健康状态。

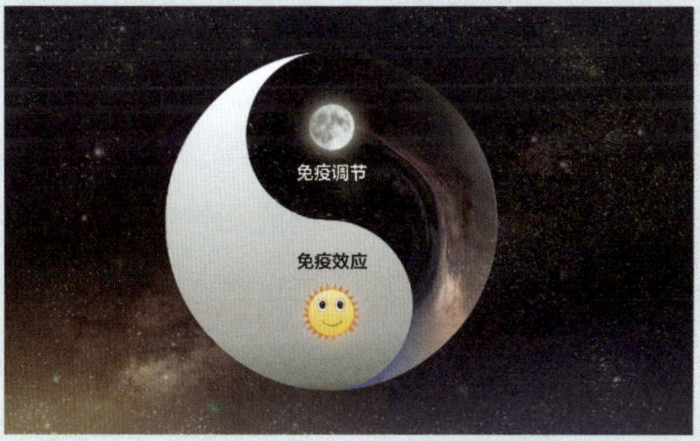

正常免疫力是免疫的阴阳平衡

（王 舒　徐志强）

二、免疫力是一成不变的吗

免疫力很重要，但是免疫力肯定不是一成不变的，到底哪些因素会影响免疫力呢？免疫力的变化受饮食影响吗？熬夜、喝酒会降低免疫力吗？天天不开心，精神压力大，对免疫力的影响大吗？这些问题，都需要关注。

听专家说

1. 影响免疫力的主要因素有哪些

随着年龄增长，人体免疫系统功能逐渐下降，这是普遍认知。老年人免疫力降低，肿瘤和各类疾病高发，衰老也会加剧。

不良的饮食习惯、吸烟、酗酒、熬夜、失眠、焦虑、抑郁，以及不当的身体锻炼等因素，都是影响免疫力的关键。

睡眠至关重要，古人讲究睡子午觉，遵循睡眠规律。熬夜、失眠会降低免疫力，长期熬夜的学生，免疫力每年会持续下降。西医研究表明，睡眠是脑部排毒的重要机制，睡眠不足会导致毒素堆积、内分泌紊乱、免疫细胞失衡，进而引发身体问题。

熬夜如何界定？曾有朋友睡眠充足却患胃癌伴手部转移、免疫力显著降低。原来他凌晨 02:00—03:00 才睡，中午 12:00 起床，睡眠时间虽足够，但节律错误，有睡眠却没有身体有效排毒的过程。很多孩子因学习压力或沉迷游戏经常熬夜，长期如此，NK 细胞比例显著降低，易过敏，也易患其他免疫性疾病。记住，午夜 12 点后入睡都算熬夜，无论睡眠时间长短。

2. 平衡免疫力的关键举措有哪些

为了平衡免疫力，需要保持适度的运动。定期进行有氧运动，如快走、跑步、游泳或骑自行车，可以增强心肺功能，促进血液循环，从而提高免疫细胞的活性。然而，过度运动会抑制免疫系统，因此适度才是关键。

接种疫苗是预防某些传染病的有效手段，通过提前激活免疫系统，使其对特定病原体产生免疫记忆，从而在未来遇到真正的病原体时能够迅速做出反应。

心理健康同样不可忽视。长期的心理压力会导致免疫功能下降，因此学会放松和减压是提高免疫力的重要环节。可以通过冥想、瑜伽、深呼吸练习或与亲友交流等方式来缓解压力，保持心理平衡。

补充一些有助于增强免疫功能的营养素也是有益的。例如，维生素C和维生素D在增强免疫功能方面具有重要作用。可以通过食用富含这些营养素的食物，如柑橘类水果、鱼类和牛奶等，来补充这些营养素。此外，一些草药和营养补充剂，如人参、灵芝等，也被认为对免疫系统有益，但应在医生的指导下使用。

保持良好的个人卫生习惯。勤洗手、避免接触病原体、保持室内空气流通等措施可以减少感染的机会。

通过综合改善生活方式、心理状态和营养状态等多方面因素，可以有效地增强和平衡免疫力，从而更好地抵御疾病，保持健康。

保持健康的生活方式

保持适度的运动。定期进行有氧运动，如快走、跑步、游泳或骑自行车，可以增强心肺功能，促进血液循环，从而提高免疫细胞的活性。

保持良好的个人卫生习惯

勤洗手、避免接触病原体、保持室内空气流通等措施可以减少感染的机会。

保持健康的心理状态

心理健康同样不可忽视。长期的心理压力会导致免疫功能下降，因此学会放松和减压是提高免疫力的重要环节。可以通过冥想、瑜伽、深呼吸练习或与亲友交流等方式来缓解压力，保持心理平衡。

适当进行营养补充

适当补充一些有助于增强免疫功能的营养素也是有益的。例如，维生素C和维生素D在增强免疫功能方面具有重要作用。可以通过食用富含这些营养素的食物，如柑橘类水果、鱼类和牛奶等，来补充这些营养素。

维护免疫力的四个方面

（王 舒 徐志强）

第二节 知己知彼，测评免疫力

一、免疫力评估方法的发展历程

长期以来，如何测评免疫力一直是个难题，免疫学领域的下一个挑战就是实现免疫力的量化评估。那么，多年来有哪些评估手段能初步了解免疫力？又如何从客观角度建立免疫力评估与疾病的关联呢？

听专家说

1. 免疫力评估检测发展历程

白细胞计数常用于评估免疫细胞状态，特别是指导肿瘤患者放疗/化疗。但数据显示，体检正常的健康人与肿瘤患者治疗前白细胞计数处于同一基线，这与肿瘤患者免疫状态降低的普遍认知相矛盾。

实际上，白细胞计数主要反映骨髓增殖状态，而非免疫状态。血常规中的淋巴细胞绝对值（LY）和淋巴细胞百分比（LY%）才是反映免疫状态的基础指标，可初步评估肿瘤患者的免疫力水平，有评估预后的价值。研究表明，肿瘤患者即便白细胞计数正常，若LY%和LY严重降低，需警惕短期内出现临床免疫衰竭，甚至肿瘤迅速进展，引发恶病质。

外周血淋巴细胞亚群检测包括$CD3^+$ T细胞、$CD4^+$ T细胞等指标。$CD4^+$ T细胞曾被视为反映免疫状态的指标，但器官移植研究表明，它不能预测急性排斥反应，也不适合指导免疫抑制药物调节。不过显著降低的$CD4^+$ T细胞可预测机会性感染，在艾滋病诊断中有参考价值。

美国食品药品监督管理局（FDA）

批准的针对器官移植患者免疫状态评估的 $CD4^+$ T 细胞 ATP 水平检测（ImmuKnow），在预测机会性感染上有价值，但在预测急性排斥反应方面，经十年临床验证仍缺乏有力证据。

常规淋巴细胞检测因数据分散、误差大、未考虑细胞功能及缺乏正常免疫状态定义等问题，临床相关性未得到广泛证实，指导价值受限。

2. 免疫力量化评估标准体系应注重应用

免疫细胞功能状态评估，主要是对免疫细胞数量与功能的总体分析。免疫细胞功能，尤其 T 细胞功能，和 TCR 表型密切相关，法国学者早在 20 年前就开启了相关研究。近年 TCR 多样性研究显示，老年人和肿瘤人群的 TCRβ 共享克隆减少。借助单细胞转录组测序技术，能研究不同组织、肿瘤中免疫细胞在组成、亚型和功能上的差异，有助于发现肿瘤免疫新靶点与临床预后生物标志物，为肿瘤微环境免疫细胞成分分析提供新模式。基于免疫细胞 mRNA 水平的研究，能发现转录功能变化，用于动态监测患者免疫功能、指导免疫治疗、评估疗效和监测复发，还可用于肿瘤早筛。

免疫功能状态评估可从血常规、淋巴细胞亚群、基因、抗体、补体及细胞因子等层面展开。但这些评估手段都存在局限性，需谨慎判断数据与临床表现的相关性，比如淋巴细胞亚群单点孤立数据在临床的应用价值受限。

免疫力量化评估标准体系的选择和应用，要依据具体研究或临床需求。不同评估标准和方法提供不同层面的免疫信息，有助于全面评估个体的免疫状态。但免疫状态复杂，单一指标或方法难以全面反映免疫功能，综合多个指标和方法的评估更准确可靠。

（叶洪楠　徐志强）

二、创新免疫力评估体系：MICA+MISS 评分标准体系

未来免疫学领域的重大挑战之一，是创新免疫细胞功能状态评估方法。创新路径在于先明确正常免疫状态的定义，再依据不同技术平台与检验方案设计

多种方法，经临床广泛验证后逐步推广，最终形成免疫细胞功能检测评估的体系化技术方案。那么，如何让免疫力可测可评呢？

听专家说

1. MICA+MISS 评分体系

基于淋巴细胞检测层面，根据免疫动态平衡理论，结合阴阳平衡理论，按照免疫系统内部免疫细胞功能分工，分别从 DC 等抗原提呈细胞系统、T 细胞免疫系统、B 细胞免疫系统和非特异性免疫细胞（即 NK 细胞和 NKT 细胞等）系统，选择 30 个淋巴细胞亚群，通过流式细胞仪检测获得 60 个数据；并根据免疫细胞亚群的相互作用，分别赋值不同的权重，建立智能算法模型，形成一个最终评分，即免疫细胞状态评估分析技术（MICA）和免疫力评分体系（MISS）。

2. MISS 免疫状态量化评分体系

真正健康人群的免疫力评分设为 0 分，负分和正分分别代表免疫细胞功能抑制和免疫细胞功能激活状态，包括亚健康和患病人群。基于淋巴细胞的免疫力验证是基础的免疫力评估体系，是针对整体的广义的免疫力评估。

3. 免疫细胞状态评估分析技术

免疫细胞状态评估分析技术（MICA）是对免疫系统深度分析的个体化免疫图谱。该分析技术通过免疫细胞数量、比例、表型的变化，结合免疫细胞功能分析、免疫细胞亚群之间的相互作用以及免疫平衡代偿机制的描述，形成免疫力评分，从多个维度解码免疫力。类似于医学上判别人体酸碱平衡的血气分析方法，通过该方法不仅能知道免疫力高低数值，还能分析具体代偿或失代偿的根本原因，因此可针对性地指导免疫治疗和免疫健康管理方案的制订。

MICA+MISS 体系是国内外第一个成功地应用于临床的免疫监测评估体系，目前已经有近万例次的临床验证，是一个能够客观量化反映检测者免疫力的创新性技术，是免疫学领域一项重要的突破性技术。

4. 免疫力量化评估体系的十大应用场景

创新的免疫力量化评估体系可用来评估三类人群，即健康人群、亚健康人群和患病人群，主要有十大应用场景。

（1）可量化评估亚健康人群，实现以免疫调节为核心的主动健康管理。

（2）联合常规体检，形成免疫风险评估和常规疾病筛查的双保险精准健康状态评估体系。

（3）通过免疫力评分，预测罹患癌症风险，指导癌症相关的深度筛查，将癌症的早筛、早治提前到癌症早防阶段。

（4）针对癌症患者的放疗 / 化疗应用，指导癌症放疗 / 化疗的实施和免疫靶向药物的选择，推动癌症个体化治疗方案的制订。

（5）对传染病人群和危重症人群的免疫状态进行监测，指导临床治疗方案的制订，评估治疗效果。

（6）指导器官移植患者做到免疫抑制剂个体化调节管理。

（7）帮助确定自身免疫病的治疗方向。

（8）为中医药疗效评估和免疫健康产品效果评价提供解决方案。

（9）评估人群免疫衰老状态，进行抗衰老和保健效果评估。

（10）为免疫细胞治疗及疫苗接种等免疫治疗相关项目提供治疗前的指导建议和治疗后的疗效评估。

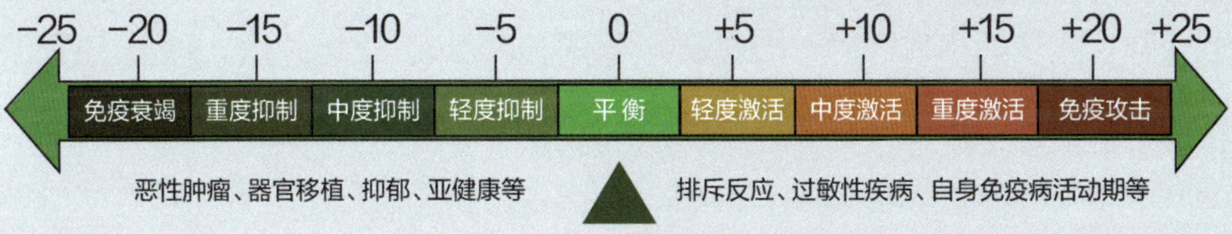

MISS 评分标尺

（叶洪楠　徐志强）

三、免疫细胞功能状态量化检测评估专家共识

免疫学领域有没有公认的免疫力评估标准呢？免疫力的评估体系和临床疾病有相关性吗？这都是专家们在一直探讨的问题。今年这个问题被解决了，国际上第一个量化免疫力评估体系终于在专家们的共同努力下诞生，并发表在国内外核心期刊上。

听专家说

1. 免疫细胞功能状态量化检测评估专家共识的背景

免疫系统是人类健康的基石，大多数疾病的发生与免疫状态异常密切相关，免疫状态管理是健康的核心问题。近年来，免疫抑制剂、免疫细胞治疗、免疫检查点抑制剂等研究有了突破，让免疫力调控更高效。

免疫学领域仍有亟待解决的问题：如何可视化评估免疫力？正常免疫细胞功能状态是怎样的？如何量化评估？如何建立评估标准体系？目前国内外对此尚未达成共识。

2023年8月28日，国家自然科学基金委员会发布《免疫力数字解码重大研究计划2023年度项目指南》。传统研究模式未能系统揭示免疫力生成和演变规律，国家集中力量从多个角度阐明免疫力的科学内涵，全面认识人体免疫系统在健康和疾病状态下的运行机制，以新范式破译免疫力密码，推动免疫力可视化，这对临床疾病治疗意义重大。

2. 免疫细胞功能状态量化检测评估专家共识形成的阶段

李先亮教授团队自2016年起研发免疫状态全面检测和免疫状态量化评分体系，在临床肿瘤、器官移植等领域进行了万余次验证。在此基础上，中国医药生物技术协会生物诊断技术分会联合相关学会，组织免疫学领域专家进行多轮研讨，广泛征求意见，推出免疫状态量化检测、可视化评估及临床应用的专家共识，旨在明晰免疫

力研究基础概念，提供学术指引。

该共识在器官移植、恶性肿瘤等多个领域发挥关键免疫监测作用，量化免疫力评估体系还能界定亚健康人群，为治未病提供免疫量化指标与技术理论支撑。学术上，急需临床专家、学者与临床中心合作，开展课题申报、临床试验，进行多中心、多病种临床数据验证，积累数据和经验，以期形成各疾病领域免疫力量化评估指南与行业标准，探索免疫力评估发展方向，推动免疫力可视化及临床指南的大规模应用。

李先亮教授组织 112 位国内外顶尖专家进行深入研讨，吸纳各方意见，推出免疫细胞功能状态量化检测评估专家共识，为该领域基础理念提供参考框架。制定免疫细胞功能状态量化检测评估专家共识，旨在提供统一评估标准与方法，帮助医生、研究人员精准评估个体免疫状态，为个体化治疗与健康管理提供科学依据。专家共识将定期更新，融入最新研究成果与临床实践，为免疫健康领域发展持续赋能。

2025 年 6 月，国家老年疾病临床医学研究中心（湘雅医院）、中南大学湘雅医院、中国人民解放军总医院、中华预防医学会医院感染控制分会、中国研究型医院学会休克与脓毒症专业委员会等单位机构，联合众多专家推出《老年人感染相关免疫功能评估与临床应用中国专家共识》，该共识再次推荐我们的 MISS 免疫状态量化评分作为老年人免疫力量化评估的主要手段。

（叶洪楠　徐志强）

四、免疫细胞功能状态量化检测评估的应用场景

免疫状态量化评分体系与疾病、健康状态有何关联？能否指导疾病治疗与健康管理？如何让免疫力检测评估发挥最大作用？健康体检加入免疫力检测，能否提高健康管理效果？

听专家说

常见的免疫力检测在临床的应用场景如下。

1. 临床应用场景一：癌症患者群体的免疫状态评估

癌症患者MISS免疫状态量化评分若为负分，则表明免疫力降低，需评估免疫变化趋势，防止免疫力快速下降。若免疫状态量化评分低于-20分，意味着免疫功能严重衰竭，进入临床恶病质状态，短期内临床死亡概率极高。当免疫状态量化评分明显降低时，建议停止放疗/化疗，以防免疫系统崩溃，同时积极加强免疫治疗。免疫状态量化评分较低且免疫细胞数量不足的患者，使用PD-1类药物需慎重，否则易致免疫细胞激活后迅速耗竭，引发癌症超进展。免疫过度激活的患者，则要警惕PD-1类药物治疗的脱靶作用。

2. 临床应用场景二：过敏及自身免疫病的免疫细胞状态评估可指导疾病治疗方向

传统观点认为，过敏及自身免疫病是免疫细胞攻击自身组织所致。然而，免疫状态量化评分显示，部分患者因某些免疫细胞亚群数量显著减少，其他功能相关亚群代偿性激活而发病。对此类患者，补充减少的免疫细胞亚群，使免疫力恢复平衡，有助于改善病情。某些免疫细胞亚群数量减少伴其他功能相关亚群代偿性激活的自身免疫病患者，接受免疫细胞治疗可显著改善病情甚至治愈，常见疾病如湿疹、哮喘、强直性脊柱炎等。

3. 临床应用场景三：器官移植患者术前免疫状态量化评分可指导术后早期免疫抑制剂用量

MISS免疫状态量化评分高则用药剂量高，评分低建议降低初始药物浓度和剂量。若短期内MISS免疫状态量化评分显著升高，或移植术后一个月内持续升高超+5分，提示机体免疫激活，移植物攻击性增强，可能发生急性排斥反应，需提前加大免疫抑制剂剂量或联合用药。若MISS免疫状态量化评分严重降低，表明免疫细胞功能抑制过度，应及时降低药物剂量，防止机会性感染。MISS免疫状态量化评分在-15分以下且感染严重者，甚至可大幅减少或暂时停用免疫抑制剂，同时保护移植器官。MISS免疫状态量化评分指导的个体化用药方案，能显著降低急性排斥反应和机会性感染发生率。

4. 临床应用场景四：免疫细胞治疗的评估和指导

免疫细胞功能状态量化检测评估可用于指导免疫细胞治疗，能更精准地选择目标免疫细胞亚群和确定治疗疗程。它不仅能针对性补充功能低下的细胞亚群，还能监测治疗后免疫系统的恢复情况，以决定后续治疗方案，实现精准补充。近期临床试验显示，免疫细胞功能状态量化检测评估体系已在癌症患者营养支持治疗、肝衰竭疾病治疗、获得性免疫缺陷综合征（简称艾滋病）人群免疫监测等方面取得突破与应用，未来还有更多临床探讨和拓展空间。

5. 临床应用场景五：传染病和危重症患者的免疫监测及治疗效果评估

人类免疫缺陷病毒（HIV）、结核分枝杆菌等病原体常侵袭免疫力低下人群。在针对病原体治疗的同时，提升免疫力至关重要。评估患者的免疫状态，对指导治疗十分必要。危重症患者是免疫失衡的高危群体，有的免疫力过度激活，有的则免疫力严重低下，治疗手段与结果大相径庭。对这类患者进行免疫力评估，将决定治疗方向与预后。

6. 临床应用场景六：亚健康人群的免疫健康管理

亚健康人群可借助免疫细胞功能状态量化检测评估进行客观判断。在MISS免疫状态量化评分体系中，MISS免疫状态量化评分小于-3分或大于+3分，且常规体检无疾病者，可认定属于亚健康人群，进而开展以免疫为核心的治未病健康管理。MISS免疫状态量化评分负分人群因免疫力下降，癌症高发，需针对癌症进行深度筛查；MISS免疫状态量化评分正分人群因免疫力激活，要结合家族史和自身状况，针对自身免疫病进行深度检测，早期发现潜在疾病风险。以免疫为核心的疾病筛查技术，能够检测出每万人中约150例早发性疾病，相较于单独依靠常规体检检出疾病概率为5/万的情况，提高了至少30倍。

免疫细胞功能状态量化检测评估

体系在器官移植、恶性肿瘤、自身免疫病、细胞治疗和传染病及危重症等领域发挥重要的免疫监测作用。免疫细胞功能状态量化检测评估体系可以定义亚健康人群，在西医治未病领域有了免疫量化指标，为维护机体健康提供了技术手段和理论基础。需要注意的是，免疫力检测仅是评估人体免疫状态的一种方法，综合多个指标和方法的评估更加准确和可靠。具体的应用场景和方法选择应根据具体情况和医生的建议来决定。

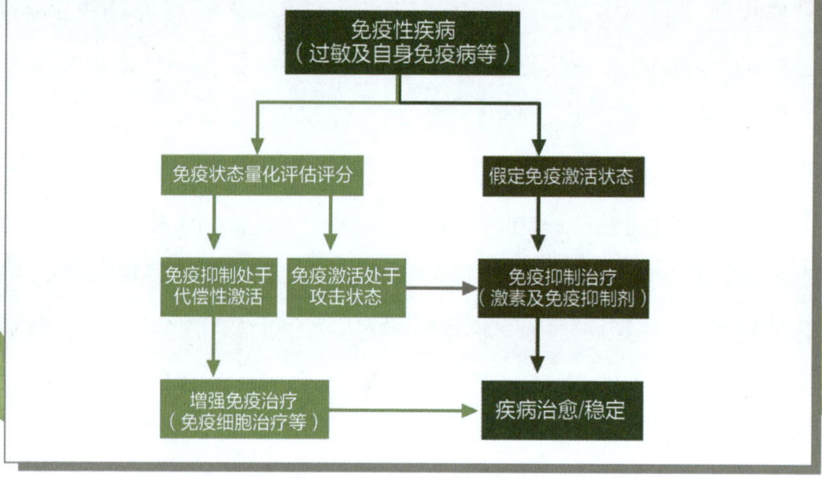

以免疫为核心的过敏或自身免疫病的治疗模式

（叶洪楠　徐志强）

五、免疫细胞功能状态量化检测评估可以预测疾病风险吗

免疫细胞功能状态量化检测评估到底有什么用？可以预测未来的疾病风险吗？是可以针对性预测到某些疾病的发生，还是只有在疾病发生后，才可通过免疫细胞功能状态的评估，指导治疗？

听专家说

1. 免疫力改变是器官疾病发生的上层维度事件

免疫失衡是疾病发生的上层维度事件，当免疫失衡后，持续的免疫漏洞会被体内的“敌人”抓住，才会出现器官的病变，这个时间窗口一般在5~10年，而新冠疫情后，因为免疫防线的损伤，这个时间窗口可以缩短到3~6个月。通过免疫细胞功能状态量化检测评估，我们可以明确免疫防线的漏洞和薄弱点，预测个体患病的风险。

免疫细胞功能状态下降，人体容易出现亚健康状态、感染、恶性肿瘤等问题。如果免疫细胞功能状态激活，则容易出现过敏和自身免疫病。一般情况下，部分免疫细胞亚群数量减少，往往伴随着其他功能相关的细胞亚群激活，因此在这类免疫失衡的情况下，可出现双向健康风险的可能。

2. 免疫细胞功能状态量化检测评估实际应用案例

有位女性朋友，通过免疫细胞功能状态量化检测评估发现免疫防线的漏洞，该免疫漏洞与妇科、甲状腺及乳腺的疾病密切相关。我们建议她做免疫细胞治疗，她因为种种原因拒绝了。于是，我们建议她每3个月进行1次妇科、乳腺、甲状腺的检查。她连续做了3次相关检查都正常，结果在第4次检查时发现子宫颈原位癌。这次精准的免疫风险预判避免了一个危险的结果。她做了宫颈锥切术，术后及时补充了免疫细胞，生活恢复正常。

而她的闺蜜因为没有体检意识，更没有免疫细胞功能状态量化检测评估的机会，直到出现阴道出血的症状，才去就医。结果发现时已是宫颈癌晚期，手术切除了子宫附件，做了淋巴结清扫。术后还需要加上放疗/化疗防止复发，因此身体虚弱，连到北京进行免疫管理的体力都没有，生活质量受到了严重影响，是否能长期存活还是未知数呢！

免疫细胞功能状态量化检测评估只是一种辅助手段，预测疾病的风险不能只依赖于免疫细胞功能状态量化检测评估的结果。个体患病的风险是由多种因素共同决定的，包括遗传因素、环境因素、生活方式等。因此，在进行免疫细胞功能状态量化检测评估时，还需要综合考虑其他相关因素，结合病史和医生的判断，进行全面的风险评估和预测。目前免疫细胞功能状态量化检测评估可以做到 150/ 万的新发疾病检出率，超过传统体检 30 倍，真正实现了治未病的健康筛查和管理。

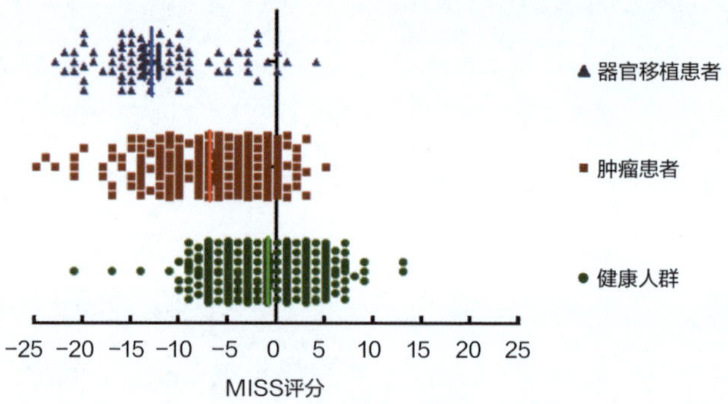

不同健康状态人群的免疫力评估结果

注：绿色为健康人群的免疫状态，红色为肿瘤患者的免疫状态，蓝色为器官移植患者的免疫状态。

（叶洪楠　徐志强）

六、免疫双体检，健康双保险

老百姓觉得每年体检结果正常就有保障，还需要进行免疫力检测吗？但是，现实中存在今年体检正常，明年就肿瘤晚期的情况，让人们对常规体检的信心降低。如何进行有价值的体检？怎样预测疾病风险并量化，指导健康管理呢？

听专家说

常规体检是健康管理的必要手段，但难以满足人们对健康的需求。常规体检能检出万分之五的新发疾病，却无法为体检无病的亚健康人群提供有效的健康管理建议。因为常规体检只判断是否已经患病，对疾病隐匿初期和是否有患病趋势并没有预警作用。

1. 免疫细胞功能状态量化检测评估的特点与优势

李先亮教授提出“免疫双体检，健康双保险”的理念。免疫细胞功能状态量化检测评估能客观评估人体免疫系统状态，有助于早期发现免疫防线的漏洞和薄弱点，因此可以预判潜在疾病趋势，并指导进行针对性的疾病筛查和深度体检，能够发现早期的疾病状态，实现真正的疾病早诊早治。即使没有新发疾病的出现，针对免疫防线的漏洞进行管理，也可以实现疾病早防早控，实现西医“治未病”。

免疫细胞功能状态量化检测评估可发现免疫系统的弱点，一旦发现漏洞，针对性地进行肿瘤深度筛查必不可少，甚至能结合生活习惯和高危因素预测肿瘤发生风险。在免疫激活时，过敏和自身免疫病高发，需进行自身免疫抗体及相关功能检测，如呼吸道疾病风险人群要进行呼吸功能检查和气道激发试验，以提前发现哮喘。

免疫力检测结合深度疾病筛查，免疫细胞功能状态量化检测评估新发疾病检出率达 150/ 万，比传统体检高 30 倍，实现健康关口前移，从治病转向防病。

有个 50 多岁的朋友，身材标准，无肥胖，但爱熬夜、饮酒，以往体检正常。近期碰面，他说常感到头晕、头疼，当时脉搏 130 次 / 分左右，脉象洪大有力，所以判断是心率和血压出了问题。

朋友刚在顶级体检中心做了全面体检，结果全部正常。第二天他晨起测血压、心率正常，还借此调侃我判断有误。我建议他下午和晚上继续测量，当晚 10 点他告知，下午 4 点、晚上 6 点和 9 点这 3 个时间点测量时，都发现血压升高、心率加快，最高血压 160/95mmHg，心率超过 130 次 / 分。他非常惊讶，明明体检没任何问题，但是身体却实打实地出了状况。

了解到他接种过新冠疫苗且感

染过新型冠状病毒，那么大概率免疫力出了问题。经过测评免疫力，发现他的 MISS 免疫状态量化评分为 -5 分，存在两个免疫防线漏洞，这是他身体健康的核心问题，体现在心血管方面的调节异常。因此在其健康的管理和疾病的治疗上，单纯地降心率和降血压，并不会达到真正的治疗效果，因此我们建议从免疫力的管理入手，实现真正的治本。

2. 免疫细胞功能状态量化检测评估和常规健康体检的作用不同

免疫细胞功能状态量化检测评估与常规健康体检的作用不同。健康体检旨在发现明确的已患疾病，以便早治疗；免疫细胞功能状态量化检测评估则能精准筛查、定义亚健康人群，判断患病的趋势。建议已做健康体检的人群同时进行免疫细胞功能状态量化检测评估，这样既能排查病变，又能判断亚健康状态，实现精准“治未病”健康管理。

根据免疫细胞功能状态量化检测评估和常规健康体检的结果，人群可分为六类：一是两项检查都正常的真正健康人群，占比 10%；二是常规健康体检正常，但免疫细胞功能状态量化检测评估指标有升降的亚健康人群，占比 75%，需主动进行健康管理和深度疾病筛查；三是常规健康体检正常的免疫衰竭或免疫攻击人群，就是新发免疫性疾病人群，需及时调整、治疗免疫失衡；四到六类均为患病人群，分别是常规健康体检发现疾病但免疫力正常、免疫力的状态有失衡、免疫衰竭或免疫攻击的人群，因其免疫状态不同，治疗方案应个体化选择。

要注意，免疫细胞功能状态量化检测评估只是疾病风险深度筛查的一项指标，需综合家族史、症状、体征等因素，全面评估健康状况。在免疫细胞功能状态量化检测评估指导下，进行深度、定向、精准的疾病筛查，才是真正的健康体检。

打个简单的比喻，当一个人处在悬崖边缘的时候，常规健康体检是判断有没有掉下悬崖，得出的结论是还在平地上，目前无虑，但并不能判断出距离悬崖还有多远，甚至悬崖的方向也不清楚，因此可能会随时跌落下去。免疫细胞功能状态量化检测评估是判断一个人距离悬崖还有多远，悬崖的方向在哪里，有多大的危险会跌落悬崖，有哪些促发因素，因此可以提前判断并指导未来的健康管理方向，让人快速地掉头走向安全地带。这才是以免疫为核心的免疫健康管理的真正意义。

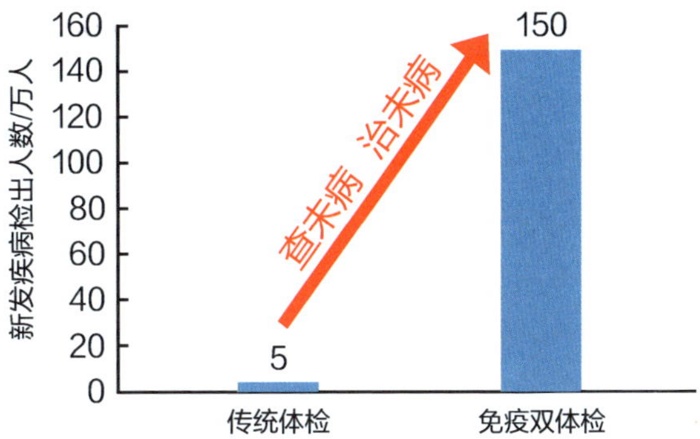

免疫评估检测，早期发现疾病风险

注：免疫评分指导深度定制化疾病检查，查出新发疾病达 150 例 / 万人左右，传统体检新发疾病检出率为 5 例 / 万人。免疫双体检显著提高了疾病检出率，体现了治未病理念，实现了疾病的早防、早诊、早治，践行主动健康管理。

序号	性别	年龄/岁	MISS评分	疾病筛查
1	男	67	−7	6个月后确诊前列腺癌
2	男	65	−5	3个月后发现早期肺癌
3	女	45	+3	12个月后确诊宫颈原位癌
4	女	73	−5	6个月后确诊卵巢癌
5	男	72	−4	5个月后确诊直肠癌
6	男	51	−5	1周后发现甲状腺癌
7	女	20	+8	发现早期哮喘
8	男	52	+5	发现早期哮喘
9	女	34	+4	发现早期哮喘
10	女	38	+6	发现早期哮喘
11	女	45	+9	发现早期干燥综合征
12	女	35	+5	发现早期干燥综合征
13	男	53	−5	发现早期高血压和心律失常

通过免疫双体检发现的早期疾病人群

（叶洪楠　徐志强）

七、寻找“零分”免疫战士，用数字丈量免疫力

免疫力很重要，却看不见摸不着，难以判断。即便通过科学检测获得大量免疫数据，老百姓也看不懂，面对一堆箭头不知好坏，徒增烦恼。有没有简单便捷的方法，能让人们更好地理解免疫力？

听专家说

1. MISS 免疫状态量化评分

机会青睐有准备之人，当决心构建免疫力的评估标准体系时，全球并无先例可循。于是转而内求，向内心探寻、向古人学习。李先亮教授历经3个月的冥思苦想，在一个清晨起床时，脑海中朦胧浮现出一个公式。他赶忙记下，交由实验室验证，竟收获意想不到的结果，免疫力评分体系就此诞生。

在此基础上，针对肝移植患者、肿瘤患者、过敏患者及亚健康人群展开验证，尤其是在肝移植急性排斥反应情况下对实验公式进行验证。经过三次调整，最终定型为如今使用的MISS免疫状态量化评分，让免疫力可视化、可量化。

MISS 免疫状态量化评分应用了阴阳平衡的哲学理论，整合了免疫力检测的60个数据，每个免疫细胞数据都有自己的权重，最终形成了免疫状态量化评分。在这里，“0分”是最健康的，如果你得到0分，那恭喜你，是人群中最健康的10%哦。负分是免疫力低下了，这在肿瘤人群和器官移植人群中常见。正分是免疫激活了，这在过敏和自身免疫病人群中常见。

2. 从免疫学角度解读“0分”

（1）免疫系统负责人体“异己”的清除，“0”代表彻底清除。

（2）人体感染后，免疫战争状态结束，体内残余敌人（病原微生物）清零。

（3）肿瘤细胞突变后，免疫监视功能使突变细胞归零。

（4）在慢性疾病过程中，免疫系统也会起起落落，但围绕免疫基线总体为“0”。

（5）在全生命周期健康管理体系中，需要动态监测免疫功能，“0分”是提高负分（代表免疫力低下）和平抑正分（代表免疫力激活）的终极目标。

李先亮教授在2017年3月完成了免疫状态量化评分体系的发布。这个免疫状态量化评分体系类似评估人体血液酸碱度的血气分析，不仅可以知道免疫力的评分，也可通过后面的数据来分析导致这个分数的原因，进行针对性管理，健康就可以得到恢复。

MISS免疫状态量化评分是针对免疫力的全面深度分析，当然作为免疫力的初级评估，还需要一个简化的方案。于是推出了PISA免疫状态初级检测，这个体系是100分制，便于普通老百姓理解。70分及格，80~90分是优秀，90分以上是非常优秀。患病人群，特别是肿瘤人群，大多数评分在70分以下，甚至低于60分。免疫力评分反映健康风险。知晓风险高低，结合生活方式与常规体检，便能进行针对性预防。健康之事，预则立。

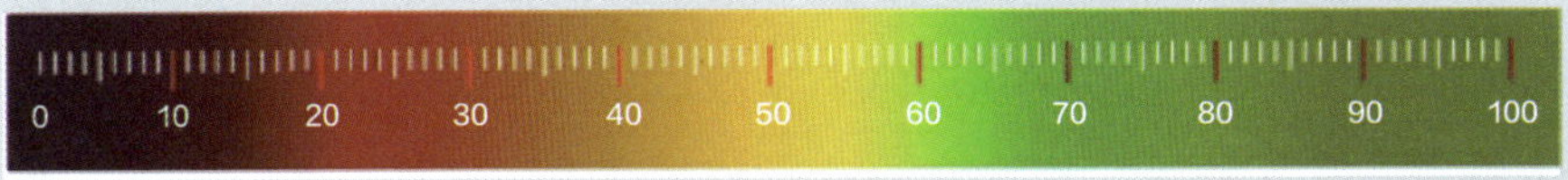

PISA免疫状态初级检测评分

（叶洪楠　沈忱忱）

八、免疫管理“治未病”，实现主动健康

免疫力检测能知晓健康风险，可这些风险能被及时管控吗？若无法妥善管理，岂不是徒增烦恼？基因检测就陷入了这种困境，只有检测，缺乏管理，未能形成闭环，部分检测机构的方案最终沦为“科学算命”。免疫力不仅可测，更可管理。真正能践行“治未病”理念的健康管理体系，理应以免疫力为核心。

听专家说

以免疫为核心的治未病健康管理模式是一种基于免疫学原理的健康管理模式，旨在通过增强人体免疫系统的功能，降低疾病的风险，预防疾病的发生和提高整体健康水平。

该模式的核心理念是，首先通过测评免疫力，明确免疫防线的漏洞和薄弱点；其次评估可能发生的疾病风险，制订健康管理方案。然后通过分析免疫力环节的相互配合原则，形成免疫力调节方案并落实执行。最后通过健康管理结果的随访，进一步完善调节免疫力的健康管理方案，实现长期治未病的目标。如果在管理过程中出现了疾病，应及时就医，完成疾病的早期治疗。

免疫健康管理调节可增强人体免疫系统的功能，提高机体对各种病原体的抵抗力，在疾病发生之前就进行预防和干预。免疫系统是人体最重要的防御系统，能够识别和清除病原体，维持机体的内稳态。因此，通过加强免疫系统的功能，可以有效预防和减少疾病的发生。

以免疫为核心的治未病健康管理模式的主要特点就是在健康的评估、管理、预防、治疗四个环节都有免疫力角度的解决方案，具体细节如下。

全面评估免疫状态：通过检测和评估人体免疫系统的功能状态，明确免疫防线的漏洞和薄弱点，针对性判断免疫风险趋势，实现全面了解个体的免疫健康状况。

针对性免疫管理：根据个体的免疫状态，制订个性化的干预措施，践行三级免疫健康管理措施，针对免疫防线的漏洞和薄弱点进行管理，以促进整体免疫健康。

提前做好疾病预防：除了免疫系统的干预，还需要针对疾病进行筛查，以及提前管理疾病的高危风险因素，做到疾病的早防早治。

针对疾病的免疫治疗：以免疫为依据的疾病治疗，会带来疾病治疗的新理念和治疗方案，实现疾病治疗的创新和突破。同时，需要定期评估免疫状态，并根据评估结果进行相应的调整和干预。

以免疫为核心的治未病健康管理模式，旨在增强人体免疫功能，预防疾病，提升整体健康水平。不过，此模式需在医生或专业人士指导下，依据个体情况制订个性化方案。

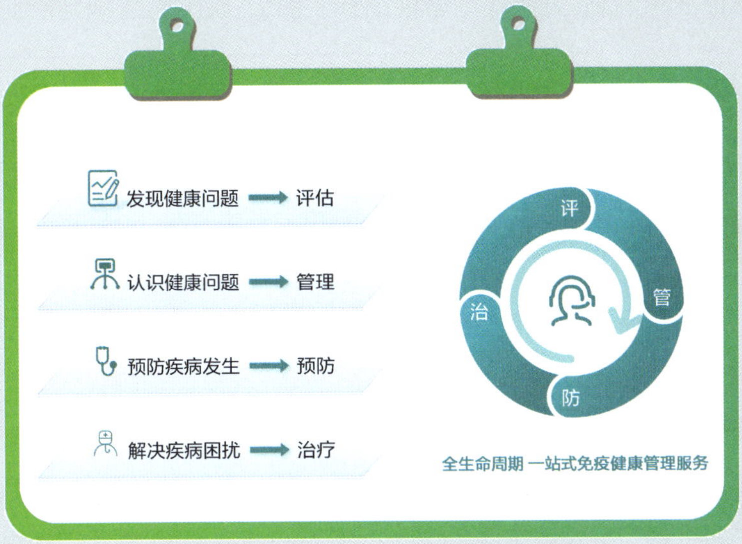

全生命周期、全健康流程的免疫健康管理模式

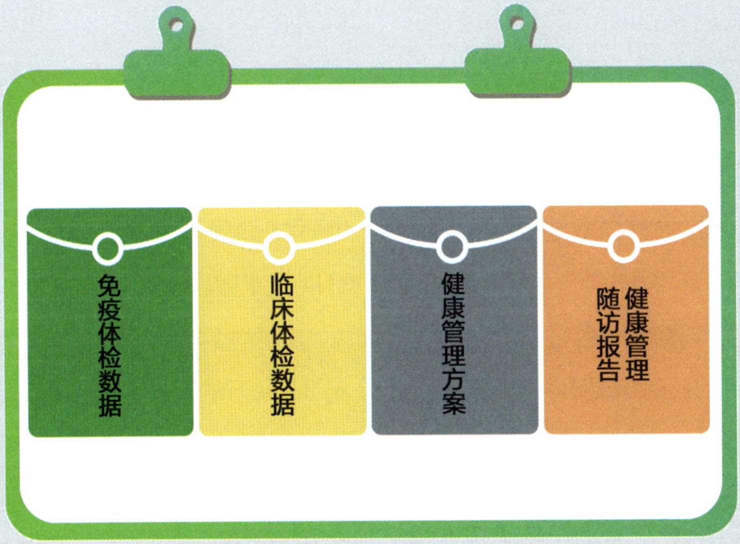

免疫健康管理体系的四个数字化健康档案

（叶洪楠　徐志强）

九、不再经验主义，亚健康就是免疫失衡

亚健康人群最需要健康管理，以往亚健康评估多靠经验，主观因素影响大、判断标准不清晰，无法作为客观指标。那么，有没有客观判断亚健康的方法？

听专家说

1. 什么是亚健康

亚健康，又称“第三状态”“次健康”，是介于健康与疾病之间的状态，被称为“世纪病”，一般指生理功能低下。老百姓常说的亚健康，就是在医院检查无异常，却感觉身体不适，浑身难受。这类人身心都有各种不适，但医院检查不出疾病，无法治疗。亚健康状态是动态变化的，可能发展为疾病，也能通过治疗恢复健康。

2021 年 WHO 进一步将亚健康规范为工作倦怠综合征，列入疾病分类列表，指在工作场景中，出现能量消耗或疲惫，心理上与工作保持距离或对工作感到消极和愤怒，工作效能降低等表现。这是健康认知的进步，但仍属于主观描述。

2. 从免疫细胞功能状态量化检测评估角度解读亚健康

从免疫力角度来看，亚健康状态可通过主观和客观方式界定。主观上，免疫力主观评分较差的人处于亚健康状态；客观来讲，依据量化免疫力评估体系，MISS 免疫状态量化评分 <-3 分或 >+3 分的人群即为亚健康人群。该评分能精准定义亚健康，清晰预测健康风险趋势，以便针对性地开展健康管理。

以免疫为核心的疾病筛查，能检出 150/ 万的早发疾病，相较传统健康体检仅能识别 5/ 万的早发疾病，效率提升了 30 倍，切实落实了疾病主动预防和治未病的理念。早发疾病影响重大，关乎个人的身体健康、心理健康

及生活质量，对家庭经济、角色分工与情感关系产生深远影响，也给社会劳动力、医疗资源及公共支出带来挑战。加强预防、早期干预并提供全面的医疗和社会支持，可减少其负面影响，提升个人与社会整体福祉。

3. 亚健康问题被广泛关注

亚健康人群，尤其是慢性疾病高风险者，急需定期健康检查、风险评估与个性化健康管理服务。10% 的健康人群与约 75% 的亚健康人群是社会和家庭的重要力量，早期发现疾病并进行个性化干预是实现“健康中国”目标的关键。但受技术、医疗资源及个体认知差异影响，大多数亚健康人群正走向疾病，如果不从源头解决，住院患者会源源不断地增长，这是我们国家健康管理的核心挑战。

公民是自己健康的第一责任人，传统健康体检早发疾病检出率低，而创新的免疫健康双体检，检出率提升 30 倍，还能发现免疫漏洞并精准弥补，有力帮助了亚健康人群。免疫健康管理体系将推动健康管理从疾病治疗向预防转变，实现全民主动健康。

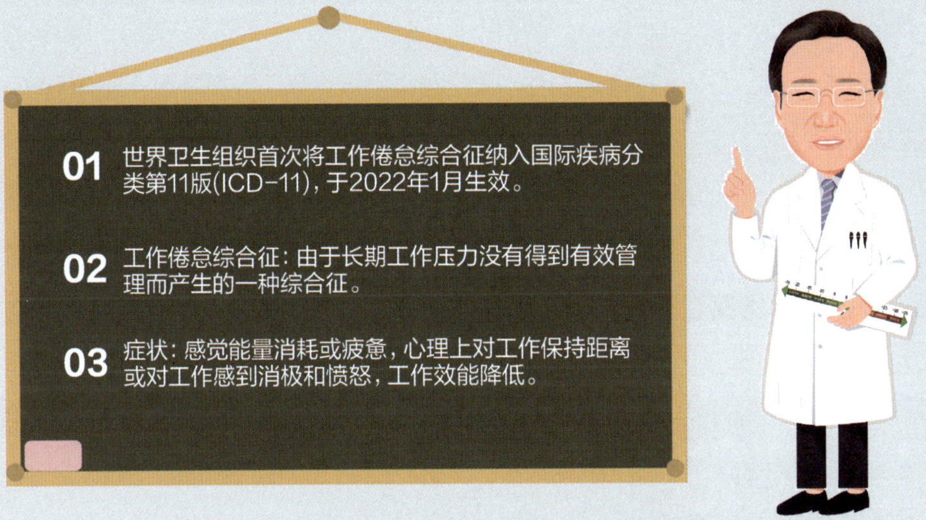

MISS 免疫状态量化评分在正负 3 分之外即是客观的亚健康状态

（叶洪楠　徐志强）

十、体检没事就健康吗？测了免疫再下结论

有些人非常重视自身健康，每年都参加体检，单位组织的，或者个人安排的，总之什么检查都没落下。不过看到身边很多老朋友，还是每年都有倒在疾病上的，为什么呢？体检没事，就代表身体健康、可以高枕无忧了吗？

听专家说

首先要明白常规体检查的是什么？常规体检应用的都是医院常规手段，只是做了全面的疾病筛查，因此常规体检的结果只能有两种。一个是没病，明年再来；另一个是疾病发生，抓紧去医院治疗。常规体检查的是身体有没有疾病，却无法评估罹患疾病的趋势和风险。

1. 体检发现超早期疾病的概率很低

如果一个人处在疾病超早期，现有常规检查手段检测不出来。一个人的健康是否处于高危状态，还有趋近疾病的程度，常规体检是检测不出来的。而针对这样的健康高危情况，常规体检又没有更好的健康管理建议，只能建议明年再来检测。那么某些悲剧的发生就不可避免了。

在体检中经常发生的一件事就是肿瘤标志物升高，但是查不出来肿瘤。这种情况即使在三甲医院，给出的建议也只能是密切复查，没有任何管理手段。那么结局基本可以确定，即肿瘤大概率会发生，不过有没有机会进行及时的治疗，就不一定了。

2. 免疫细胞功能状态量化检测评估可以早期预测疾病

免疫细胞功能状态量化检测评估能预测疾病风险趋势，结合生活方式和常规体检数据，可预估疾病发生的

概率，及时维护和管理免疫防线，弥补漏洞，提前消除健康隐患。

以免疫力检测指导常规疾病筛查，做到“免疫双体检，健康双保险”。真正健康的人，即免疫力正常、无漏洞且常规体检无疾病者，仅占人群的10%左右。免疫力降低或激活，即使常规体检无疾病，也属于亚健康状态，有罹患疾病的高危趋势，应及时进行免疫健康管理。若免疫力衰竭或进入攻击状态，即使无疾病，也可视作新发患者，需及时治疗，因为此时往往已出现由免疫漏洞导致的临床症状。

若检测出疾病，如恶性肿瘤，免疫力激活程度（零分或负分）会影响后续治疗方案的选择，不能一概而论地采用固定模式治疗。比如肿瘤患者免疫衰竭时，常规放射治疗、化学治疗可能反伤免疫，此时不进行放射治疗、化学治疗或许是不错的选择，而加强免疫治疗则在任何阶段都是正确的选择。

有位朋友来测免疫力，MISS免疫状态量化评分为-5分，抗肿瘤免疫防线减弱，医生建议其做深度肿瘤筛查。朋友虽然在9个月前体检且结果正常，但还是听从建议再次体检，结果发现肺部有直径1厘米的结节，经肿瘤医院手术确诊为肺癌。回顾可知，9个月前肺部正常，9个月后发现结节直径已达1厘米，若免疫低下时结节再生长3个月，直径可能达3~5厘米，甚至出现血行或淋巴转移，后果不堪设想。免疫细胞功能状态量化检测评估的价值，在这个案例中，体现得淋漓尽致。

免疫细胞功能状态量化检测评估应作为常规体检前的首要选择，依据检测结果安排个体化深度体检，再综合家族史、症状、体征等因素，全面评估健康状况，制订个体化免疫健康管理方案。

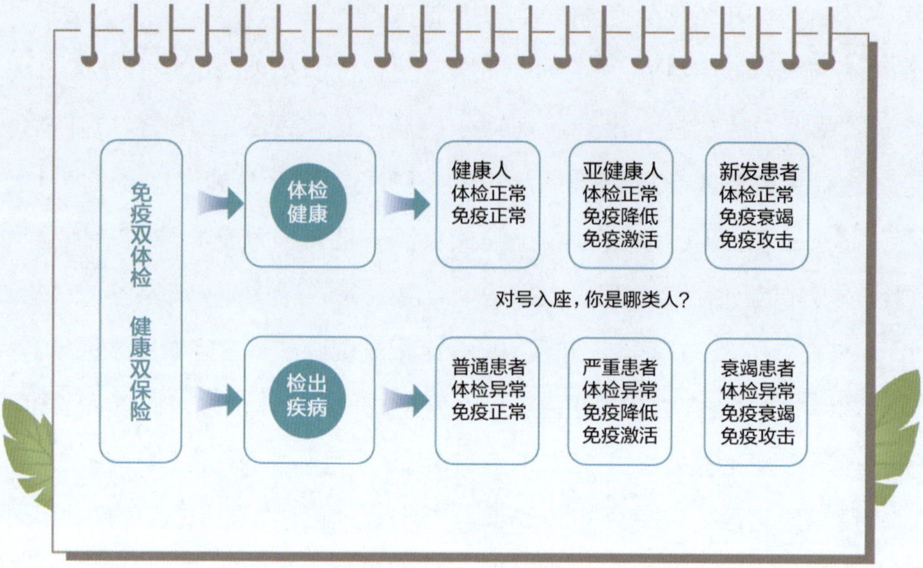

免疫双体检，给健康上双保险

（叶洪楠　徐志强）

第三节 要想老得慢，免疫说了算

一、人体衰老的机制和学说

衰老是人生的必然阶段，是每一个人都无法回避的现实。有不少朋友问，人如何避免衰老呢？如何实现健康长寿呢？这个命题，从古至今，都是人类面临的健康挑战。

听专家说

衰老和长寿是生命历程中同一问题的两面。衰老是人体生理功能下降、紊乱的综合表现，是相对“不可逆”的生命进展。身体成分和结构变化会引发组织器官功能改变，其中老年人维持机体内稳态的储备能力下降最为明显，这使疾病发生概率大增。针对衰老的研究有很多学说，专家们也是你方唱罢，我方登场。

1. 衰老的自由基学说

本学说是Harman在1956年提出的，认为衰老过程中的退行性变化是细胞代谢过程中产生的自由基有害物质造成的。自由基是正常组织细胞代谢过程中的中间产物，其反应能力很强，可使身体细胞中的多种物质发生氧化或超氧化。自由基可引起DNA损伤，从而导致体细胞突变，甚至诱发肿瘤。自由基还能够损害各种生物膜结构，造成膜结构损伤或穿孔，进而导致细胞器或关键酶丢失。

2. 衰老的神经内分泌学说

此学说认为，下丘脑、垂体和肾上

腺就像机体的“生物钟”，是调节衰老进程的关键部位。维持激素平衡依赖神经内分泌反馈机制，衰老个体对反馈的敏感性降低。有观点认为，反馈中心位于下丘脑，它接收反馈信息并转化为激素反应，从而触发机体的生长、发育、成熟与衰老。因此，有人认为下丘脑存在“衰老钟”。

3. 衰老的体细胞突变学说

此学说认为，在物理、化学、生物因素作用下，细胞遗传物质突变，致使细胞形态改变、功能失调，进而引发机体衰老。年龄越大，受干扰的机会越多，体细胞突变积累到一定程度，细胞功能下降，达到临界值便死亡。不过，该学说难以解释衰老究竟源于染色体损伤的积累，还是染色体修复能力的降低。

大部分人生来就拥有健康完整的身体功能，具备优质的先天条件。若能保持良好的生活习惯，注重身体调养，坚持规律作息、均衡饮食和适度运动，往往可以维持长久的健康状态，享有较长的寿命。

然而，有些人从年轻时就过度消耗身体，长期熬夜、暴饮暴食，在充满压力的生活中透支精力，消耗了免疫力，既不关注身心健康，也忽视定期体检和必要的身体修复。这种不健康的生活方式，必然导致身体功能过早衰退，疾病频发。

（刘险峰　王泰超）

二、探寻年龄增长与重要器官衰老背后的秘密

影响衰老的因素有很多，科学家一直在探索衰老的原因，并试图进行针对性管理，达到延缓衰老的目的。免疫力是第一生命力，那么从免疫力的角度，用免疫细胞做保健，是否能达到抗衰老、延年益寿的目的？如果衰老与免疫系统具有非常密切的关系，那么从哪些方面可以去证明这一点？

听专家说

1. 机体外在衰老

容貌健康的主要表现在于皮肤有光泽，免疫健康的人容光焕发，这才是真正的由内而外的美。面部的皱纹、色素和老年斑是岁月的痕迹，本质上是免疫系统功能下降或失衡的体现。人体细胞代谢产生的色素、毒素、致敏因子，以及老化、凋亡的细胞，正常情况下由免疫系统识别并清除或修复。若免疫系统出了问题，免疫系统的功能下降，机体识别和清除能力减弱，就易出现色素沉着、色斑、老年斑等皮肤问题。

2. 机体内在衰老

人体肝、肺、骨骼和肌肉组织功能相关指标与衰老密切相关。随着年龄增长，衰老状态逐渐加重，肺呼吸关键指标和骨密度会逐渐下降，肝脏的碱性磷酸酶会随衰老升高，这就意味着多个组织器官功能进入了衰退状态。

村上春树说："我一直以为人是慢慢变老的，其实不是，人是一瞬间变老的。"很多人也有类似感觉，在某个瞬间突然觉得自己老了。这种感觉并非无据，身体在特定时间点从量变到质变，即"断崖式衰老"。

人体各组织器官衰老，根源是免疫失衡。免疫系统对外像万里长城抵御致病微生物，对内维持稳定平衡，清除突变或老化细胞、修复病理损害，这是对抗衰老和预防肿瘤的重要基础。现代医学研究表明，不同组织器官功能下降或衰老的时间、速度是不同的，这主要取决于人体免疫系统的稳定性和功能强弱。

3. 三级免疫健康管理维护健康、抗衰老

免疫系统在全生命周期中对维护健康有重要作用，尤其是在中老年阶段，免疫系统对于延缓衰老、预防早衰具有关键意义。呵护好自身免疫力，可通过三级免疫健康管理方式实现。一级免疫健康管理是"生活化"免疫健康管理，主要管理影响免疫的高危生活因素，该方法有效但需要时间稍微长一些，几乎不会产生费用，需要极

强的自律性。二级免疫健康管理是“个体化”免疫健康管理，借助免疫产品或药物等，成本低且易被接受，也是大多数人的选择。三级免疫健康管理是“定制化”免疫健康管理，是通过免疫细胞治疗实现免疫力高水平平衡，这是健康管理的较高层次，见效快，效果好，但价格偏贵。

三级免疫健康管理简单归纳起来就是吃得好，睡得香，跑得动，想得开。免疫健康的人，不仅能消除大部分亚健康隐患，还能最大限度地预防疾病。使人体免疫力达到高水平平衡，是延缓衰老、保持青春的关键。

（刘险峰　王泰超）

三、“健康快乐活到 120 岁”，还靠免疫力

自古以来，长生不老备受权贵追捧，无数人付诸行动。然而千年已逝，长生者只存于传说中，长寿者寥寥，而衰老早亡者却数不胜数，故有“人生七十古来稀”之说。长生不老终究是奢望，追求健康长寿才是可行之路，下面我们就来一探究竟吧！

听专家说

1. 东、西方对人类寿命的认知

东、西方对人类寿命的认知有着奇妙的契合。《黄帝内经》称“上古之人……而尽终其天年，度百岁乃去”，《尚书 · 洪范》言“一曰寿，百二十岁也”，《佛说长寿灭罪经》也认为“尽其寿命，满百二十”。美国学者海尔弗里根据细胞分裂次数来推算人的寿命，得出的结论是人的寿命应该为120岁。

《黄帝内经》提到，人由天地孕育，天以气养人阳，地以食物养人阴。但如今环境污染严重，阳气易受损；餐桌上又多是滋阴的鸡鸭鱼肉。在这样的生活环境中，很多人富态了，精神却欠佳。精神属阳，肉体属阴，阴阳失衡、阴盛阳衰，就会出现中医所说的“形胜气”现象。《黄帝内经》讲“平人而气胜形者寿；病而形肉脱，气胜形者死，形胜气者危矣”，即精神无法驾驭形体，人就易生病且难愈。

《黄帝内经》指明了活到天年的方法：“法于阴阳，和于术数，食饮有节，起居有常，不妄作劳，故能形与神俱，而尽终其天年，度百岁乃去。”记住，无论年纪多大，只要阳气充足，活到天年便不是遥不可及的梦。

2. 免疫力下降是衰老的原因

中医所说的阴阳，在西医里可以用免疫力量化。免疫力平衡即阴平阳秘，免疫力弱是阴盛阳衰，免疫力强为阳盛阴衰，这两种失衡状态都易引发疾病。

免疫系统功能会随年龄增长逐渐下降，此为免疫衰老，表现为免疫细胞功能降低、免疫反应减弱、免疫记忆丧失，致使人更易感染疾病，对疫苗等免疫干预的反应也会变弱。

有学者对 110 岁以上的世纪老人展开研究，发现他们体内细胞毒性 $CD4^{+}$ T 细胞数量较多。这类细胞如同军队的巡逻纠察队，能清除体内衰老坏死的细胞，抵御病毒的攻击，是长寿的关键细胞。现代检测技术可测评这类免疫细胞的数量和功能，甚至可以针对性地补充提高，因此从免疫力角度实现健康长寿不再遥不可及。

通过健康的生活方式与干预措施能延缓免疫衰老，起到抗衰老的作用。比如保持健康饮食，均衡摄入维生素、矿物质和抗氧化剂等营养物质，维持免疫系统的良好功能；适度运动，提升免疫细胞活性与数量；控制压力，避免长期压力和焦虑过度影响免疫系统，保持心理健康；保证充足睡眠，助力免疫系统恢复，提升免疫功能；避免吸烟和过度饮酒，减少其对免疫系统的负面影响。

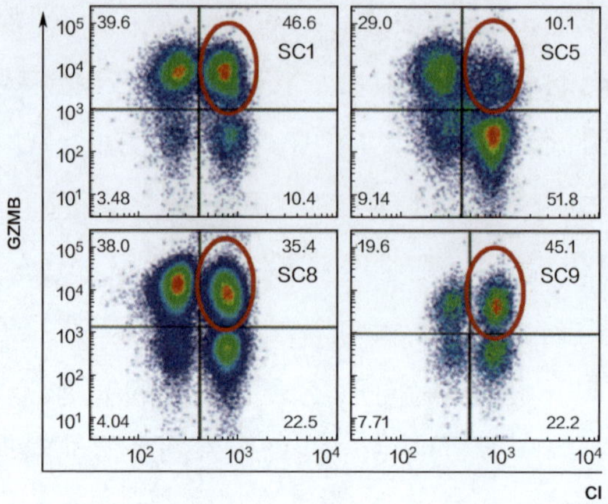

大多数长寿者拥有大量的红圈中的 CD4$^+$ T 细胞

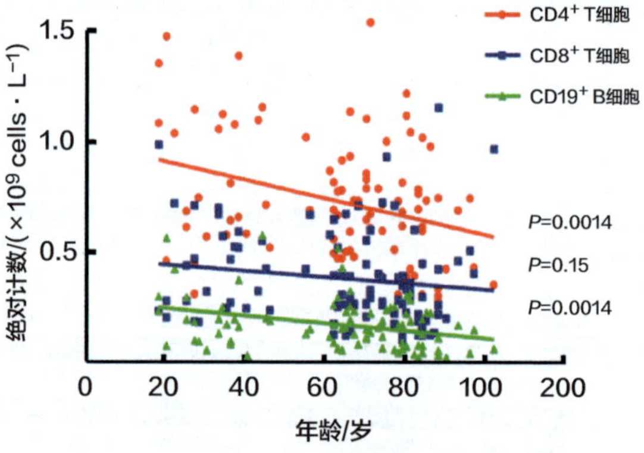

免疫细胞数量随着年龄增长而逐渐减少

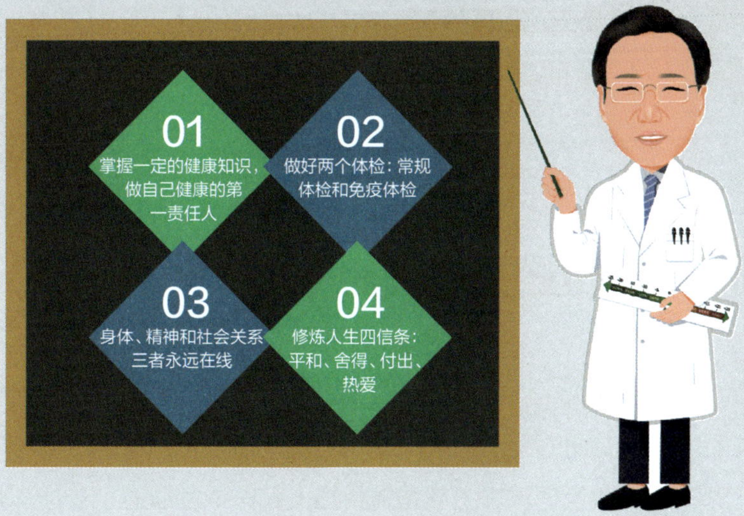

健康长寿的四个原则

（刘险峰　王泰超）

第四节 构筑免疫健康长城，实现全民健康

一、制订免疫健康长城计划，实现主动健康

“主动健康”是个好口号，可是如何做到呢？这么多年了，健康管理其实一直徘徊在医学门槛之外，甚至部分健康管理逐渐退化成了金钱的游戏、智商的测量卡。最早的健康管理基本上就是体检加上就医绿色通道，不过该得病的还是会得病，管理似乎并未起到应有的效果。政府提出了主动健康的国策，如何实现呢？

听专家说

2022 年，李先亮教授提出了“量化免疫评估，实现主动健康”的理念。2024 年李先亮教授提出了免疫健康长城计划，目的就是通过测评和管理免疫力，预测疾病风险趋势并进行积极主动的防治，实现真正的主动健康。

1. 免疫健康长城计划的底座有三个组成部分

首先组建国家级的免疫健康管理专家队伍，其次结合创新的免疫健康管理系列理论和技术产品支持，最后基于免疫健康数据库产生智能化的免疫健康管理方案。在此基础上，完善各个免疫专项目标，最后建立综合的免疫健康中心，通过该中心，完成免疫健康管理的全流程服务。

2. 免疫健康长城计划的关键是测评免疫力

通过量化免疫评估，我们可以了解个体的免疫健康状况，发现免疫系统的异常和潜在的健康问题。通过早

期发现，我们可以采取相应的措施来提高免疫力和预防疾病的发生，做到主动健康。

主动健康管理是基于个体的健康状况和需求，制订个性化的健康管理方案。免疫健康管理三级体系，可以作为主动健康的实践抓手。简单的内涵包括定期的免疫量化检测、常规疾病检查、免疫双体检方案、饮食指导、运动计划、心理健康支持等。通过主动管理健康，个体可以更好地了解自己的健康状况，采取积极的措施来预防疾病、提高免疫力和促进机体整体的健康。

量化免疫评估和主动健康管理的结合，可以帮助个体更全面地了解和管理自己的免疫健康。这有助于预防疾病的发生、提高免疫力和促进健康的长期发展。有了免疫健康长城计划的普及，全民族的免疫健康防线将牢不可破。

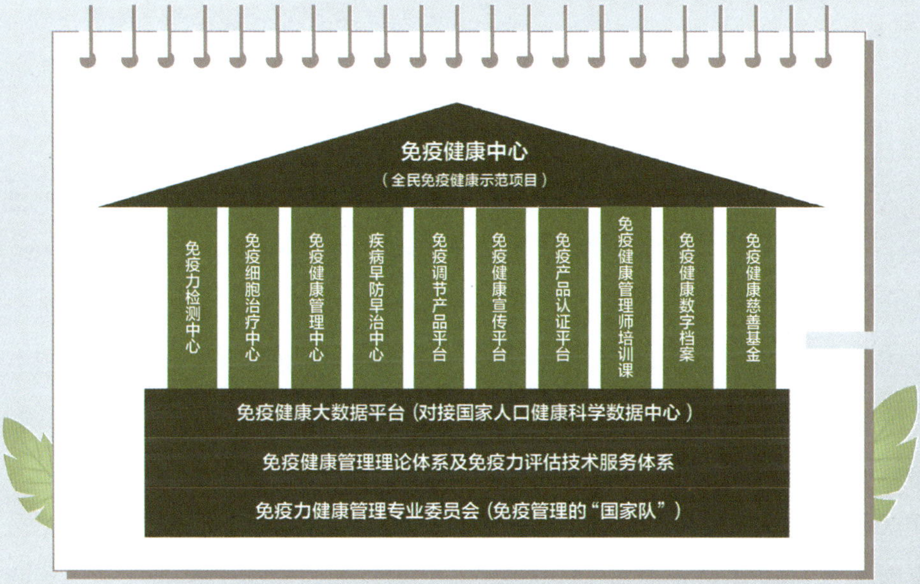

构筑免疫健康长城，实现主动健康管理

（王剑锋）

二、癌症早防早治体系的建立

癌症的筛查倡导早查早治的理念，这些年帮助很多人发现了早期的癌症，并得到了及时的治疗。但是仍然有一部分人，上次检查没有问题，下次检查出现肿瘤晚期的情况。有没有办法，可以在癌症的更早期进行预防和治疗呢？

听专家说

1. 癌症发生的根本原因在于免疫力衰竭

预防和治疗癌症应从免疫力角度入手。在人体中，若把癌症比作黑社会，免疫细胞就是军队和警察。防止黑社会滋生，关键是增强安保力量，而非盲目搜寻。健康的细胞开始癌变，一般会表达一些特异的肿瘤相关的蛋白质，称为肿瘤标志物。但在临床上，常出现肿瘤标志物升高却找不到癌症病灶的情况。低水平的肿瘤标志物升高难以定位肿瘤，一般只能定期观察，缺乏有效的管理手段。

现有的计算机体层扫描（CT）、磁共振成像、超声等检查，能发现直径5毫米的肿块，但医生不会贸然手术，因为存在诸多不确定性。肿瘤长到1厘米时，约含10亿个癌细胞，此时做手术切除的决策也很艰难。等肿瘤足够大且恶性程度明确时，往往已错过最佳治疗时机。

肿瘤癌变早期，当癌细胞有千万级别，甚至上亿级别时，临床上可能出现肿瘤标志物的轻度升高，但是我们无法确定具体位置，因此针对性的治疗和管理就无法开展。这就是临床常见的肿瘤标志物升高，但是查不到癌症病灶的情况。

而这个时候身体会有什么变化呢？答案是免疫防线出现了漏洞，免疫细胞无法识别和清除癌细胞。若能测评免疫力，找到免疫防线漏洞并加以弥补，就能将癌细胞消灭在萌芽状态，构建癌症早防早治体系。

2. 三级免疫健康管理模式对肿瘤早筛的帮助

李先亮教授通过三级免疫健康管理模式帮助了几十位朋友把升高的肿瘤标志物降到了正常水平。面对癌症，打了多场没有硝烟的战争，代价几乎可以忽略不计。

有朋友体检，发现肿瘤标志物升高，去三甲医院检查没有发现肿瘤。医生嘱其定期检测。3个月后，他再次复查，肿瘤标志物继续升高，仍没查到肿瘤，医生嘱其继续观察。又过了3个月，他再次复查，肿瘤标志物继续升高，可是肿瘤仍然踪迹全无。医嘱一样，继续观察，朋友心惊，也无计可施。知道“敌人”要来了，但是不知道什么时候来，从哪里来，不知不觉中，情绪抑郁，压力巨大。

既然查不到“敌人”，那么检测一下自己的免疫防线？机缘巧合，他测评了免疫力，MISS免疫状态量化评分为-4分，抗肿瘤免疫防线降低，因此可以推测部分细胞已经在癌变的路上，只是数量较少，还没有形成可以检测到的结节，于是建议他进行免疫健康管理。3个月后，肿瘤标志物开始降低；1年后，肿瘤标志物恢复到正常水平；1年半后，恢复到正常平均值。这位朋友与肿瘤打了一场没有硝烟的战争，最终免疫力完胜。

不仅肿瘤，其他疾病同样可以早防早治。通过筛查免疫防线，及时弥补漏洞、加以管理，人体的健康长城便能时刻有“巡逻士兵”，抵御外敌入侵，维持内部“长治久安”，拥抱健康。这就是主动健康的真意，也是健康防线前移的科学手段。免疫健康管理的三级体系不仅能够实现肿瘤的预防管理，而且只要重视免疫力，秉持免疫健康的生活理念，各种疾病自然都会远离。

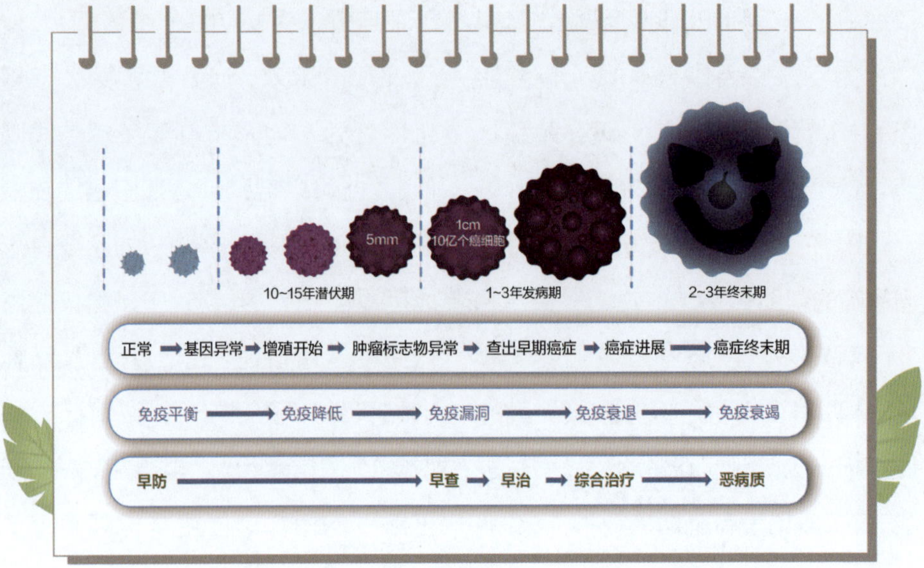

以免疫为核心的免疫健康管理三级体系可以实现肿瘤早防早治

（王剑锋）

第三章

免疫是健康之本

第一节 免疫失衡与疾病的发生

一、肿瘤的绿色治疗模式

人们常谈癌色变，肿瘤治疗带来的痛苦也令人恐惧，甚至有说法称 1/3 的肿瘤患者是被治疗的痛苦与恐惧折磨致死的。有没有快乐的治疗办法和个性化方案？肿瘤绿色治疗模式解决了这些问题，下面我们一起来了解一下吧！

听 专家说

1. 免疫系统在肿瘤治疗中的重要作用

肿瘤的治疗手段多样，包括手术、放疗、化疗、靶向治疗、介入治疗、射频消融、冷冻治疗等，这些手段本质上是对肿瘤发起进攻。但在一场战争中，只管进攻不顾防守可不行，肿瘤治疗也是如此，常规方案多靠患者自身免疫力来支撑防守阵线。

如今，肿瘤治疗步入免疫时代，从免疫角度整合治疗方案、构建新模式已成必然。李先亮教授提出以免疫为核心的肿瘤绿色治疗四级模式，旨在提供个体化治疗与整体顶层思路。

肿瘤治疗第一阶段的目的是消灭肿瘤的主体负荷，主要手段是外科手术、射频消融、冷冻治疗等，尽可能消灭肿瘤的大本营。第二阶段的目的是清除残余肿瘤细胞。即便术中肉眼判断切除干净，也难免会有潜伏的“敌人”存在。因此需要通过靶向免疫细胞治疗、全身或局部化疗等手段，进一步清剿残余的流窜或潜伏的“敌人”。第三阶段是进入战场重建的重要时刻，全面恢复免疫力。这个时期的主要手段是非靶向的免疫细胞治疗、中医药治疗、功能康复和适当的饮食营养支持以及体育锻炼等。第四阶段是建立肿瘤的慢性疾病康复理念。

面对肿瘤，要有全面的认知提升，即使不能根治，也要与瘤共存，把恶性肿瘤转化为慢性疾病。肿瘤不可怕，可怕的是经过肿瘤治疗的洗礼，对生命和健康的认知还没有升维。在以免疫为核心的肿瘤绿色治疗模式中，免疫力的检测和管理必须贯穿始终。根据免疫力的检测结果，及时动态调整各项治疗方案。

有一位甲状腺癌晚期患者，因肿瘤侵犯局部重要器官，已无法手术，只能依靠化疗和放疗控制病情。为了在放疗 / 化疗前做好充分准备，保留足够免疫细胞等有生力量，我建议他根据免疫量化测评的结果，于放疗 / 化疗前 2 周采集外周血免疫细胞，进行体外培养、激活和扩增，然后分 3 次静脉回输到他的体内。可喜的效果出现了！他在化疗后第一时间来到办公室与我分享他的体会。化疗用药后一点痛苦的感觉也没有，心情特别好，他说这是快乐的治疗方案，对肿瘤的治疗非常有信心。他化疗后即刻到处走，反而把护士吓得到处找他，担心他出现不良反应。

2. 再次复习一下免疫系统对肿瘤的主要作用

免疫监视：免疫系统能识别并清除异常细胞，包括肿瘤细胞，这一过程即“免疫监视”。肿瘤细胞出现时，免疫系统会识别并启动免疫应答，借助细胞毒性 T 细胞和自然杀伤细胞等免疫细胞攻击、清除肿瘤细胞。

免疫耐受：肿瘤细胞可通过多种机制逃避免疫攻击，使免疫系统产生耐受。比如改变表面分子表达，让免疫细胞无法识别，还能产生免疫抑制因子抑制免疫细胞活性，以此躲避攻击。

免疫治疗：就是通过激活免疫系统达到治疗肿瘤的目的的治疗方法，通过增强免疫细胞活性、抑制免疫抑制因子产生、改变肿瘤微环境等，增强免疫系统对肿瘤的攻击能力。目前，免疫治疗已成为肿瘤治疗的重要手段，像免疫检查点抑制剂、CAR-T 细胞治疗、TIL 细胞疗法等。

需要注意的是，肿瘤与免疫系统的相互作用极为复杂，受多种因素影响，不同肿瘤类型和个体免疫状态都会产生不同的作用结果。因此，及时检测免疫状态非常重要。对于饿了的人，你给他水喝，渴了的人，你给他馒头吃，虽然都是好东西，但是不对症，就是错误的。因此，通过免疫力监测，制订个体化的免疫治疗方案，才有可能达到最佳疗效。

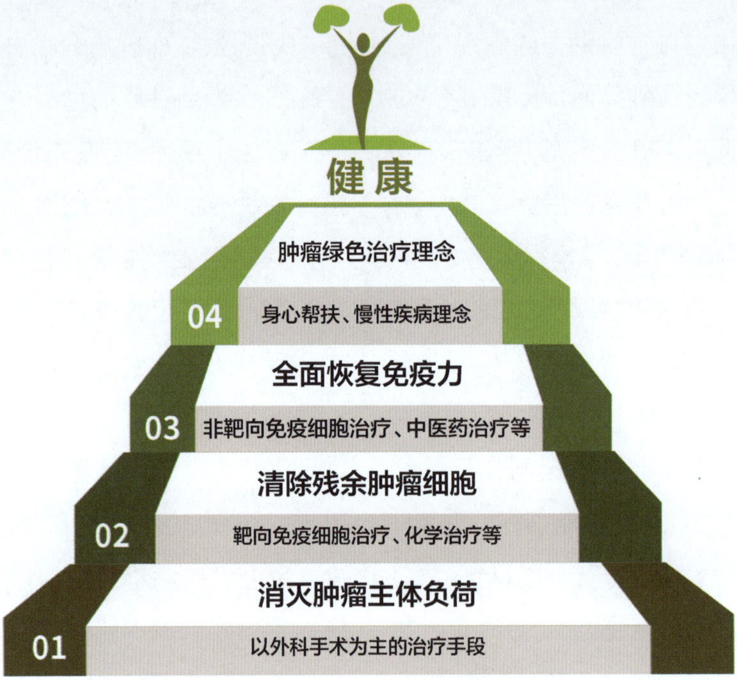

以免疫为核心的肿瘤绿色治疗模式

（刘 喆　米日拜班·古丽）

二、免疫力就是血管的反应能力

如今40岁上下心肌梗死或脑梗死的病例越来越多，心律失常也高发了，还不好用药控制，甚至突发死亡的案例也多见了。最近听说有十岁孩子脑梗死的案例发生，这是为什么呢？难道这么年轻的人，血管就堵塞了吗？还是有其他的诱因呢？

听专家说

1. 免疫系统对心血管功能有哪些影响

免疫系统在维持心血管正常功能及预防心血管疾病发病方面起到至关重要的作用。免疫系统无论是在心脏的发育、生理功能维护还是在老化过程中都起到重要的作用。常见的心血管疾病包括动脉粥样硬化、冠状动脉粥样硬化性心脏病（简称“冠心病”）、慢性心力衰竭、心律失常、心肌炎、心内膜炎等，免疫系统通过免疫细胞及炎症反应过程积极参与了这些疾病的发病和发展。

正常心脏组织中有多种免疫细胞，这些细胞不仅维持心脏正常生理活动，抵御心肌损伤和微生物入侵，还在耐力训练、胎儿和婴幼儿发育时参与心肌组织重塑，维持心脏收缩功能与正常节律。随着年龄增长，心肌肥厚、僵硬度增加，免疫细胞失衡，免疫系统调节异常是心血管疾病的重要诱因之一。

高龄者心脏中的免疫细胞数量和种类发生变化，使心脏病的发生概率明显增加。动脉粥样硬化会累及全身的动脉血管，粥样硬化斑块的形成过程是以免疫细胞参与的慢性炎症反应为特征的。急性心肌梗死和猝死往往和不稳定斑块破裂有关，科学家发现，急性精神压力会促进免疫细胞迁移到动脉壁中，使稳定的粥样硬化斑块变得不稳定。系统免疫炎症指数（systemic immunoinflammatory index，SII）可以对冠心病的危重程度进行分层，这种 SII 的计算主要包括免疫细胞及其炎症因子，较高的 SII 值预示着较大范围的动脉粥样硬化损伤，发生心绞痛或急性心肌梗死的风险更高。

2. 新冠疫情后心血管系统发生了哪些变化

感染新型冠状病毒后，大多数人的免疫力会下降，心脏血管的神经体液调节敏感性增高，心脏节律调节异常，室上性心动过速和突发血管痉挛更为常见。许多年轻人并非因血管斑块堵塞，而是在特殊情绪和生理条件下，动脉血管外膜神经调节出现问题，引发痉挛，导致血管严重堵塞，产生严重的后果。

新型冠状病毒感染会攻击血管内皮细胞，使血管内皮炎症反应加重，导致粥样硬化斑块更易破裂，血管的舒缩性降低。原本弹性十足的血管，变得像老化、氧化的轮胎一样，当然问题就来了。这类人群容易出现心肌缺血甚至心肌梗死。

身边就有这样的朋友，感染新型冠状病毒后，即使在坚持服用抗血小板等治疗冠心病药物的情况下仍然出现了急性心肌梗死。也有朋友感染新型冠状病毒后，晨起发生脑梗死，手指对掌功能下降，经治疗后身体康复，头颅核磁共振没有发现任何脑血管狭窄和斑块等问题。新型冠状病毒还会通过免疫反应影响心脏的传导系统，导致房室传导阻滞等问题。

保持健康的生活方式，如避免压力过大、少熬夜、禁烟限酒、均衡饮食、呼吸新鲜空气等，均可减少免疫紊乱的诱因，对心血管健康至关重要。免疫紊乱会通过高血压、糖尿病等危险因素，促进心脑血管疾病发生发展。建议高血压、糖尿病患者及时测评免疫力，及早管理，以预防心脑血管疾病。

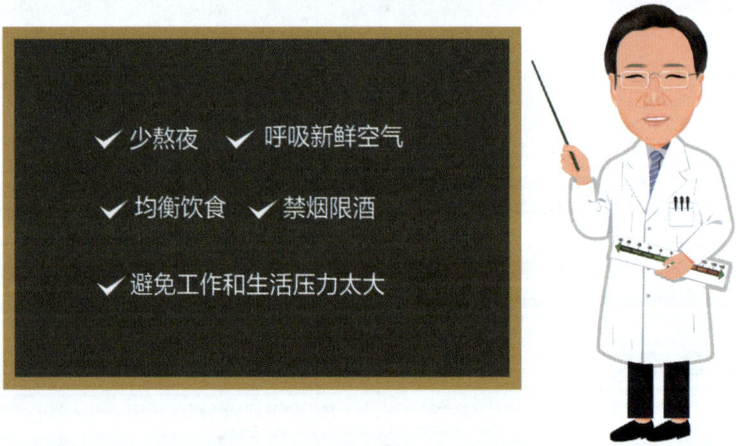

保持健康的生活方式

（刘 红　李沁心）

三、自身免疫病，“自己人”打了“自己人”

免疫系统的原则是不攻击自身，只清除外来或变异的敌人。但当内外部环境变化导致免疫失衡时，就可能打破这一原则，引发自身免疫病。那么该如何预防和治疗自身免疫病呢？

听专家说

免疫细胞在从胸腺出来之前，经过严格的考核，只打敌人、不攻击自己。带有这种记忆的免疫细胞才会放行，到合适的岗位上发挥作用。因此，免疫系统在正常情况下不仅能够识别和攻击外来的病原体，还能同时保持对自身组织的耐受性。然而，有时免疫系统会出现异常，错误地攻击和破坏自身组织，导致自身免疫病的发生。

1. 什么是自身免疫病

自身免疫病是一类免疫系统失调引起的疾病，包括类风湿关节炎、系统性红斑狼疮、多发性硬化、炎症性肠病等。这些疾病的发生可能与遗传因素、环境因素和免疫系统的功能异常有关。

自身免疫病患者的免疫系统会错误地攻击自身组织和器官，导致炎症反应和组织损伤。这些疾病的具体发病机制尚不完全清楚，但可能涉及免疫系统中多种免疫细胞和免疫调节因子的异常活化和功能失调。例如，类风湿关节炎患者的免疫系统攻击关节组织，导致关节炎症和破坏；系统性红斑狼疮患者的免疫系统攻击多个器官和组织，导致多系统炎症反应，常见的如狼疮性肾炎。

2. 免疫细胞功能状态量化检测评估在自身免疫病治疗中的应用

李先亮教授通过对自身免疫病患者进行免疫力检测，发现这类患者多存在免疫力降低的情况。常见情况是这类患者的 NK 细胞比例显著降低，基本的先天免疫功能下降，然后会导致 $CD4^+$ T 细胞代偿性激活，个别人会出现 $CD8^+$ T 细胞或者 B 细胞激活，来代偿完成 NK 细胞的工作。结果，不是专业的人士，当然干活不地道了，导致把自己的脏器也当成了敌人，开始攻击，进而引发自身免疫病。这是免疫系统对内部稳定清除的工作干得有些过度了。

常规治疗自身免疫病的方法主要包括抗炎治疗、免疫抑制剂和免疫调节剂的使用。抗炎治疗可以减轻炎症反应和组织损伤；免疫抑制剂可以抑制免疫系统的活性，减少对自身组织的攻击；免疫调节剂可以调节免疫系统的功能，恢复免疫平衡。

部分自身免疫病患者，在接受免疫细胞功能状态量化检测评估后，可以根据检测数据，有针对性地把降低的免疫力优先补充回来，然后慢慢等待，免疫系统会出现新的代偿平衡，最后达到缓解病情的目的。

李先亮教授团队治疗过一名强直性脊柱炎患者，其脊柱已经不能活动。因为长期接受激素治疗，免疫力低下，导致结肠癌的发生。为了防止肿瘤复发、转移，测评免疫力后，针对性地给予了免疫细胞治疗。结果出现了神奇的效果，脊柱恢复了 15° 的活动能力。

总之，针对自身免疫病的治疗，需要综合考虑疾病的具体类型和严重程度，经过免疫力测评后，个体化地选择合适的治疗方案。

（刘 喆　米日拜班·古丽）

四、过敏性疾病，免疫力太好战了吧

如今，过敏性疾病患者日益增多，据说全国有 1.3 亿人饱受过敏的困扰，像常见的皮肤过敏、哮喘、皮炎、湿疹、花粉过敏等，给生活带来诸多不便。不少女孩脸部过敏，又红又肿还难以治愈，只能用浓妆遮掩。那么，究竟有没有彻底治疗过敏的好办法？从提升免疫力角度看，又有哪些新思路呢？

听专家说

1. 什么是过敏反应

免疫系统在正常情况下应该能够识别和清除外来的病原体，以保护身体免受感染和疾病的侵害。然而，有时免疫系统会对无害的物质产生过度的反应，导致过敏反应的发生。

过敏反应是一种免疫系统异常的反应，通常是对一些过敏原过度敏感引起的。常见的过敏原包括花粉、尘螨、宠物皮屑、某些食物及药物等。当人体接触到过敏原时，免疫系统会释放一种被称为免疫球蛋白E（IgE）的抗体，并激活其他免疫细胞，如嗜酸性粒细胞和肥大细胞。这些细胞会释放一系列的化学物质，如组胺和白三烯等，导致过敏症状的发生，如鼻塞、喷嚏、皮肤瘙痒、哮喘等。

过敏反应的严重程度因人而异，从轻微的不适到严重的过敏性休克都有可能发生。过敏反应的发生可能与遗传因素、环境因素和免疫系统的功能异常有关。有些人可能具有遗传上的过敏倾向，而在特定的环境条件下，如高度污染的空气、室内尘螨等，可能会诱发过敏反应。

2. 免疫细胞功能状态量化检测评估在过敏性疾病治疗中的应用

在免疫治疗的时代，能够测评免疫力之后，李先亮教授发现过敏的患者，也会出现免疫失衡的问题。常见的情况是NK细胞比例降低，然后 $CD4^+$ T细胞代偿性激活，导致了过敏的问题。NK细胞比例越低的年轻人，代偿的 $CD4^+$ T细胞越活跃，过敏就越严重。当补充低下的NK细胞后，$CD4^+$ T细胞会代偿降低，过敏会显著缓解或者彻底好转。这说明过敏的核心是免疫系统对外的防御变得太积极了，终究是非专业人士替代专业人士干了不专业的事情。

曾经有个女孩子，过敏导致其面部发红超过十年，在知名三甲医院的风湿免疫科、变态反应科和皮肤科分别看过，测评了过敏原，检测了过敏的相关基因，并没有发现任何可以治疗的靶点，尝试过各种治疗方案，但是症状还是没有改善。测评免疫力后，发现了免疫防线的漏洞，及时进行了免疫细胞治疗。仅仅十天后，由过敏导致的面部发红恢复至正常，魅力重现，只因为一个免疫力检测的指导！

过敏反应是免疫系统对无害物质的过度反应，治疗需结合患者情况和过敏原特点，个体化选择方案。主要治疗方法有：避免接触过敏原，这是最基础的，比如保持室内清洁、不接触宠物，减少过敏原暴露；药物治疗，利用抗组胺药、类固醇激素、免疫抑制剂等，缓解症状、控制炎症；免疫疗法，先做免疫力测试，再进行针对性的免疫治疗，让患者的免疫力逐渐恢复平衡，过敏就可以彻底搞定了。

（刘 喆　米日拜班·古丽）

五、免疫力检测，器官移植的魔法棒

医生将捐献者的器官移植给终末期患者，拯救濒危生命，实现生命与爱心的传递。然而，器官移植患者需终身服用免疫抑制剂，否则排斥反应会致器官失能。但这类药物会降低免疫力，引发机会性感染与肿瘤。有时，一片药就能决定患者的生死，调整服药剂量极为棘手。

听 专家说

1. 免疫系统在器官移植中扮演着重要的角色

器官移植是否成功主要取决于是否处理好移植器官与受体免疫系统的关系。由于移植器官来自另一个人的身体，免疫系统往往会将其识别为外来物质，并启动免疫反应，试图摧毁移植器官。这种免疫反应被称为排斥反应。

为了减少排斥反应，患者通常需要终身服用免疫抑制剂，以维持移植器官的功能。这些药物可以抑制免疫系统的功能，减少免疫反应，从而延缓移植器官的排斥反应发生。然而，免疫抑制剂也会削弱免疫系统的其他能力，增加感染和肿瘤等并发症的发生风险。

临床上，常通过药物的浓度和移植器官功能来监测排斥反应的发生，但这个环节缺少了免疫力的评估结果，因此往往不能够精准及时地反映出临床需求。大约 50% 的患者可以按照这个逻辑把药物管理好。更多的情况下，医生的经验性判断起到了主要的作用。

2. 免疫细胞功能状态量化检测评估在器官移植中的应用

通过测评免疫力的变化趋势，我们能够预测器官移植后的排斥反应，判断是否存在免疫抑制过度的情况，并据此精准进行药物管理。数据显示，这一方法可将术后早期急性排斥反应发生率从 27.1% 降至 15.5%，将早期机会性感染发生率从 9% 降至 2.4%，且能提前 3~5 天预测排斥反应，为药物管理提供有力支持。

器官移植患者术前免疫评分可指导术后早期免疫抑制剂的用药剂量，评分高则用药剂量高，评分低则建议降低初始药物浓度和剂量。若短期内 MISS 免疫状态量化评分显著升高，或移植术后一个月内持续升高且超过 5 分，表明机体免疫激活，移植器官受攻击风险增加，可能发生急性排斥反应，须提前加大免疫抑制剂剂量或联合用药；若 MISS 免疫状态量化评分严重降低，提示免疫细胞功能抑制过度，须及时减少免疫抑制剂剂量，以防机会性感染。对于 MISS 免疫状态量化评分低于 −15 分且感染严重者，可考虑大幅减少或停用免疫抑制剂，同时保护移植器官。

免疫评分指导下的个体化免疫抑制剂使用方案，能显著降低急性排斥反应和机会性感染的发生率。未来，移植领域可针对供体特异性免疫评估、术前预存抗体、术后急性排斥反应，以及良性和恶性疾病器官移植的不同状态，开展多中心临床试验和详细分层研究，推动免疫细胞功能状态量化检测评估在器官移植治疗中的全面发展。

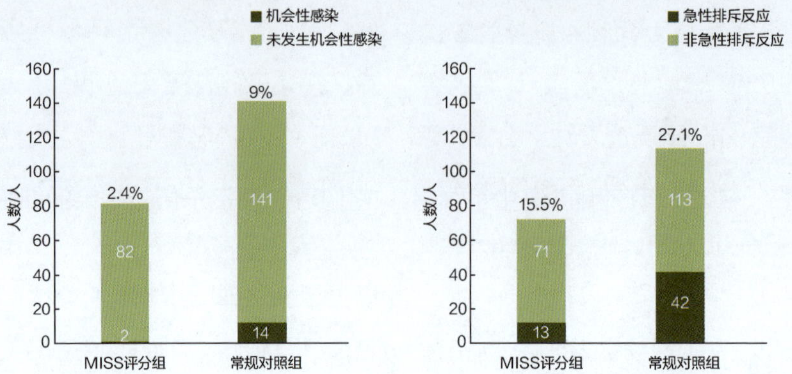

免疫力评估指导器官移植患者的药物管理，显著降低了机会性感染和急性排斥反应的发生率

（朱继巧　李沁心）

六、传染病是钻了免疫的漏洞

近几年来，各种传染病经常发生，如早些年的甲型流感（甲流）和乙型流感（乙流），以及支原体肺炎等，未来还要面对各种这样的挑战，如何防治呢？如果还是靠药物和疫苗，就像下围棋一样，总归是落了后手。有没有一种办法，可以以不变应万变呢。只有从免疫防线入手，及时弥补免疫防线的漏洞，建立强大的免疫长城，才可以在未来的生物安全危机中立于不败之地。

听专家说

免疫系统在抵御传染病中起着至关重要的作用。传染病是由病原体（如细菌、病毒、真菌和寄生虫）引起的疾病，而免疫系统可以识别和清除这些病原体，从而保护身体免受感染。免疫系统对传染病的作用主要包括以下几个方面。

免疫应答：当身体暴露于病原体时，免疫系统会启动免疫应答。免疫应答分为先天免疫和获得性免疫。先天免疫是本能的非特异性的免疫反应，包括皮肤和黏膜的屏障功能、巨噬细胞的吞噬作用等。获得性免疫则是训练出来的特异性的免疫反应，包括B细胞和T细胞的活化和抗体的产生等。

抗体产生：当身体暴露于病原体时，免疫系统会产生抗体来清除病原体。抗体是由B细胞产生的蛋白质，可以结合病原体并协助免疫细胞清除病原体。抗体的产生是通过B细胞的活化和分化来实现的。

细胞免疫：细胞免疫主要由T细胞和自然杀伤细胞等免疫细胞实现，它们可以直接杀伤被感染的细胞并清除病原体。

免疫记忆：免疫系统具有记忆功能，即在初次感染后，免疫系统可以记住病原体的特征，并在再次暴露于同一病原体时迅速做出反应。这种免疫记忆可以使身体更快地清除病原体，从而防止再次感染。

人体有了这么强大的免疫系统，为什么还会被感染呢？因为在日常生活中，免疫防线出现了漏洞。在面对各种病原体时，每个防线都不能及时动员起来，或者动员起来后，战斗力不足，进而导致疾病的快速进展。

传染病患者的预后取决于免疫力。免疫力好的人，不易感染或感染后症状轻；免疫力差的人，症状严重且持久，若免疫功能严重受损，病原体便会长驱直入，甚至导致免疫系统崩溃。面对传染病，除常规治疗外，未感染时应及时测评免疫力，加固免疫防线。不同传染病和个体免疫状态会影响免疫反应，有些传染病还会损害免疫功能，让人更易感染。

保持免疫系统健康对预防传染病至关重要，可通过养成良好的生活习惯、保证充足睡眠、均衡饮食和适量运动来维持。此外，接种疫苗也是重要的预防手段，它能激活免疫系统产生免疫记忆，增强对病原体的抵抗力。

免疫系统对传染病的作用

免疫应答

当身体暴露于病原体时，免疫系统会启动免疫应答

⬇

抗体产生

当身体暴露于病原体时，免疫系统会产生抗体来清除病原体

⬇

细胞免疫

除了产生抗体，免疫系统还通过细胞免疫来清除病原体

⬇

免疫记忆

免疫系统具有记忆功能，即在初次感染后，免疫系统可以记住病原体的特征，并在再次暴露于同一病原体时迅速做出反应

免疫系统在抵御传染病中起到重要作用

（刘 红　李沁心）

七、免疫不好，疼痛来找

生活中，有些人特别怕疼痛，而有些人对疼痛不敏感。在肿瘤的治疗中，有些疼痛也是非常难以承受的。更有带状疱疹的疼痛，非常折磨人，让人痛不欲生。为什么每个人在疼痛感觉和治疗上千差万别？通过提高免疫力，会不会改善疼痛的治疗效果？

听专家说

1. 疼痛是疾病还是症状

2020 年国际疼痛研究协会修订了疼痛的定义，即一种与实际或潜在的组织损伤相关或类似的不愉快的感觉和情感体验。疼痛不仅是一种症状或疾病，同时也是一种感知外部或内部伤害性信息的个人“反思”过程。在伴随神经损伤的慢性疼痛中，如带状疱疹后神经痛，免疫细胞和免疫因子参与镇痛与免疫之间的相互关系，为慢性疼痛提供新的治疗理念。

水痘－带状疱疹病毒常感染免疫力低下的人群，涉及腰腹部的带状疱疹，老话叫“缠腰龙”，如果缠腰一圈，这个人就濒临死亡了，说明免疫力已极度衰竭。带状疱疹后神经痛是一种常见的神经病理性疼痛，是指带状疱疹皮疹愈合后持续 1 个月以上的烧灼样、电击样、刀割样、针刺样、撕裂样疼痛。

带状疱疹后神经痛的发生常与机体免疫功能下降有关，细胞免疫参与水痘－带状疱疹病毒的激活过程，T 细胞主要介导带状疱疹后神经痛的发生，包括多种白细胞介素、肿瘤坏死因子。临床上常用的治疗药物包括钙通道阻滞剂、抗抑郁药、吗啡、羟考酮、甲钴胺等。其中，仅甲钴胺被发现可增强患者的免疫功能。

2. 免疫细胞功能状态量化检测评估与疼痛

能够测评免疫力后，针对带状疱疹造成的神经损伤，提高免疫力能够快速促进神经的修复，缓解疼痛。有一位老朋友，患糖尿病多年，伴有血管硬化、心肌缺血，心脏做过搭桥手术，放过支架，身体非常脆弱，免疫力下降。所以他患了带状疱疹，即使临床症状痊愈，但是遗留了神经痛，痛到睡不着觉，身体逐渐消耗，后来进行较好的免疫管理之后神经痛彻底消失。

针对带状疱疹，临床上常用的治疗方法包括神经阻滞疗法、射频疗法、经皮神经电刺激疗法、偏光近红外线疗法等。其中，射频疗法可增强患者的免疫功能。针对免疫漏洞的治疗方案，未来应该作为首要选择。

慢性疼痛与免疫系统相互影响，免疫力降低，神经损伤修复缓慢，患者对疼痛的耐受性就会变差。如果免疫力得到及时管理，疼痛就可以得到控制和减轻，就能提高生活质量。

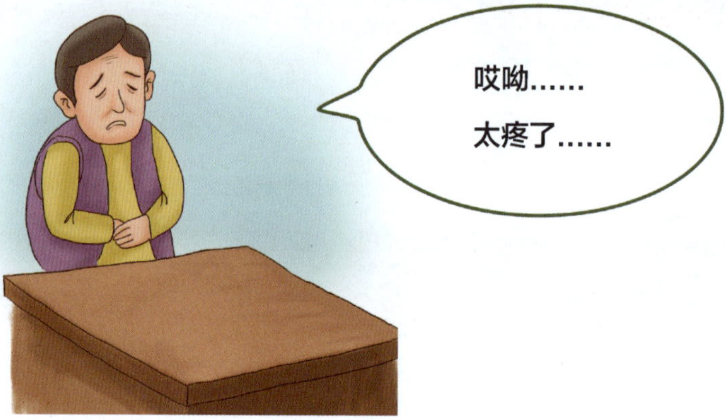

疼痛与免疫力密切相关

（李俊峰）

八、神经系统与免疫力是相生相依的兄弟

神经系统作为人体司令部的指挥官，与免疫系统密不可分，参与免疫调节。免疫失衡，会导致神经系统疾病的发生吗？那么反过来思考，管理免疫力，是不是也可以治疗神经系统疾病呢？

听专家说

有一位令人印象深刻的患者，患有神经系统疾病，身体出现重症肌无力表现，在她生命最后的日子里，她躺在重症监护室（ICU）的病床上，依靠呼吸机维持呼吸，但神志依然清醒，每晚会看一看床头的书籍。然而她最终也没能走出来，在一个黎明时分倒下了。她的免疫力测评结果提示免疫系统功能紊乱，合并多种免疫系统疾病，而且随着病情发展，免疫逐渐衰竭，导致最终的结局。

1. 认识神经系统

神经系统是人体的司令部，当人体免疫功能下降或紊乱时，神经系统会遭受“内忧”与“外患”的双重打击。试想一下，如果我们的司令部没有了保卫的士兵，或者保卫的士兵数量不够，功能紊乱，这个司令部基本不会有好的指挥效果。人体的神经系统分为中枢神经系统和周围神经系统，他们与免疫系统的“纠葛”主要有以下几种情况。

中枢神经系统感染：正常情况下，人体的血脑屏障如同护城河，阻挡外周血液中的病原体入侵大脑。当免疫力降低或病原体攻击力过强时，病原体突破血脑屏障，引发中枢神经系统感染，如脑炎、脑膜炎等。常见的病原体有病毒、细菌、真菌、朊粒蛋白、螺旋体和寄生虫等。

周围神经病：免疫力下降易引发周围神经病，常见的是特发性面神经麻痹，可导致面部肌肉瘫痪，即面瘫。人们受凉、感冒、劳累后，可能突然出现口歪眼斜，通常由嗜神经病毒感染引起。

神经系统自身免疫病：这类疾病由免疫系统功能紊乱引起，属于“内忧”。免疫系统误将自身神经组织当作敌人攻击。常见的中枢神经系统自身免疫病包括自身免疫性脑炎、视神经脊髓炎、多发性硬化；周围神经系统自身免疫病有急性炎症性脱髓鞘性多发性神经病（又称吉兰－巴雷综合征）、重症肌无力等。

2. 免疫与神经系统

一位患肝脏肿瘤的老病友，术后为防复发接受免疫细胞治疗。她同时患有特发性震颤，十几年来求治无果，她的头部不由自主地摇晃，非常无奈。然而，免疫细胞治疗后，震颤竟明显好转，最终彻底消失，结果令人惊喜。

追溯她的免疫力检测结果，发现免疫失衡，这或许既是肿瘤的诱因，也是神经系统疾病的根源。免疫力恢复平衡后，神经系统疾病随之改善。所谓“工夫在诗外”，对于部分疾病的治疗，不妨跳出疾病本身，从免疫力层面寻找答案。

神经系统依赖免疫系统的保驾护航。“水能载舟，亦能覆舟”，只有确保机体免疫功能正常，筑牢防御屏障，神经系统才能免受干扰、正常运作。重视免疫功能调节，是维持机体健康的关键。

（李 想）

第二节 单独聊聊过敏

一、过敏原是怎么回事

过敏原，是指能引发人体过敏反应的物质。过敏反应是人体免疫系统对通常无害物质的异常反应。过敏原可以是花粉、灰尘、霉菌、食物、昆虫叮咬、药物、动物皮屑等。过敏反应的症状包括打喷嚏、流鼻涕、皮疹、呼吸困难等，严重者可引发过敏性休克，危及生命。那么不接触过敏原，过敏是否就会好转？

听专家说

1. 先看看过敏原的种类包括哪些

吸入性过敏原：包括树（柳树、杨树、榆树等）和草（豚草、艾蒿、葎草等）的花粉、尘螨、霉菌孢子、动物皮屑等。这些过敏原通过呼吸进入人体，常引起鼻炎、咳嗽、哮喘等呼吸系统症状。花粉过敏在春季和夏秋季较为常见，而霉菌和尘螨则全年都有可能存在。

食物过敏原：包括牛奶、鸡蛋、花生、黄豆、坚果（腰果、核桃等）、海鲜（鳕鱼、龙虾、扇贝、鲑鱼、鲈鱼、鲤鱼、虾、蟹等）、桃子、杧果、大米、小麦等。食物过敏的症状多种多样，从轻微的皮肤瘙痒、湿疹、荨麻疹到严重的过敏性休克不等。对儿童而言，食物过敏尤为常见且需特别注意。

接触性过敏原：包括某些金属（如镍）、化妆品成分、洗涤剂等。接触这些物质后可能引起皮肤瘙痒、红肿、湿疹等症状。长期接触过敏原还可能导致皮肤敏感性增加，皮肤炎症，慢性湿疹，皮肤屏障功能受损，免疫系统过度激活，皮肤癌的风险增加等。

药物过敏原：某些药物如青霉素、磺胺类药物等也可引起过敏反应。个别人患有阿司匹林哮喘，即患者服用阿司匹林或其他非甾体抗炎药数分钟至数小时后诱发的哮喘发作。药物过敏的症状可以从轻微的皮疹、发热到严重的过敏性休克不等。

2. 认识过敏，了解过敏

过敏问题日益普遍，很多人过敏加重后，过敏原增多，防不胜防。像冷空气、桶装水这些生活中常见的事物，都可能成为过敏原。不少人原本不过敏，长期加班熬夜、压力大、作息不规律后，就开始过敏了。

过敏人群免疫力大多失衡，有免疫细胞亚群数量明显减少，也有代偿性激活的免疫细胞，不良生活习惯会减少某些免疫细胞亚群数量，引发过敏症状。

李先亮教授的女儿自出生就过敏，鸡蛋、牛奶、花粉等都会引发严重过敏，甚至诱发哮喘，她的书包里总备着哮喘喷雾剂。免疫细胞功能状态量化检测评估显示，她的 NK 细胞水平比肿瘤患者还低，致使 $CD4^{+}$ T 细胞代偿性激活，引发过敏。补充自体 NK 细胞后，过敏症状显著缓解，偶尔吃鸡蛋也没事了。

预防急性过敏的关键在于避免接触已知过敏原。针对吸入性过敏原，可保持室内清洁，使用空气净化器，花粉高峰期戴口罩或避免外出，有条件者可以异地治疗，离开过敏环境。食物过敏者需查看食品标签，避开过敏食物。药物过敏者用新药前要告知医生过敏史，必要时做过敏测试，这是治标之法。

慢性过敏时，通过免疫细胞功能状态量化检测评估找出免疫失衡问题并及时管理，这是纠正和预防过敏的根本，属于治本之策。

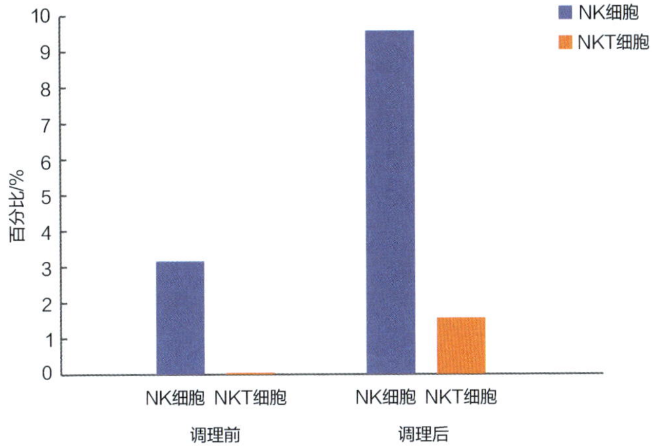

免疫细胞调理后 NK 细胞和 NKT 细胞水平显著提升

（窦亚玲）

二、过敏反应就是友军误伤了自己人

过敏反应是很难受的，如果没有及时用药治疗，严重时可能会危及生命。为什么会有如此严重的后果？在生活中，我们应该如何避免过敏？

听专家说

1. 过敏反应的机制和诱因

过敏反应是人体免疫系统对通常无害的物质（如花粉、食物、动物皮屑等）产生过度反应的结果。当免疫系统误将这些物质判定为有害时，会释放化学物质（如组胺）以抵抗它们，进而引发一系列生理反应，表现为瘙痒、红肿、流涕、打喷嚏、呼吸困难，甚至可能出现危及生命的过敏性休克。过敏反应通常是遗传和环境因素共同作用的结果。

过敏反应的核心在于免疫系统的错误判断或过度攻击。通常情况下，免疫系统的职责是保护人体免受病原体的侵害。然而，在过敏反应中，免疫系统将本应无害的物质（如花粉、尘螨或某些食物蛋白质）误认为威胁，并开始产生过度免疫反应。

这种反应主要由免疫球蛋白E（IgE）介导，IgE与过敏原结合后，会引发肥大细胞和嗜碱性粒细胞释放组胺等化学物质，从而导致以下过敏症状：皮肤症状，如出现风团（肿包）、湿疹、瘙痒等；呼吸道症状，如流鼻涕、鼻塞、打喷嚏、咽痒、咽喉不适、声音嘶哑、喉咙疼痛（重者喉头水肿，甚至窒息）、呼吸困难、胸口发闷、呼吸急促或咳嗽等；眼部症状，如眼痒、流泪、充满血丝等；消化系统症状，如呕吐、腹痛、腹泻等；全身反应，严重情况下，可引发过敏性休克，表现为血压骤降、呼吸困难，甚至危及生命。

2. 为什么过敏的人越来越多

大家有没有觉得，比起二三十年前，现代人得鼻炎、皮疹等过敏性疾病的越来越多了？

除了那些常年的“老鼻炎”，现在的一些小朋友也经常会患上过敏性鼻炎。他们不光经常打喷嚏、鼻塞，还会出现眼睛发红、发痒的症状，经常不停地揉眼睛。有些孩子还会不停地咳嗽，尤其是在春天花粉季或者秋冬季节交替时，鼻炎和感冒会一起找上门，时好时坏，甚至有的还会出现一过性的喘憋、喉鸣，发作时小脸憋得通红。这些孩子的家长可要警惕了，长此以往，孩子很容易患上哮喘。

如果父母一方或双方有过敏史，孩子患过敏的风险显著增加。此外，环境因素如空气质量、吸烟、饮食习惯和卫生条件也会影响过敏的发生，其实这些因素就是影响免疫力的主要因素，因此，通过改变生活方式来预防过敏是十分重要的。

免疫力检测是过敏治疗的必要环节，调节免疫力是治疗的根本。通过个体化精准免疫细胞功能状态量化检测评估，早发现、早干预，才能远离过敏引发的紧急状况，拥有健康生活。

（窦亚玲　孙彦波）

三、同样的东西，为什么偏偏我过敏

有的人对花粉过敏，有的人对鸡蛋过敏，有的人对牛奶过敏，千百个过敏的人，过敏原基本不一致。为什么同样的东西，别人不过敏，自己却严重过敏？背后的原因是什么？

听专家说

过敏反应是一种复杂的免疫系统反应，即便是同一物质，不同的人可能会对它产生不同的反应，这主要是由于个体免疫系统存在差异。这种差异可能源自遗传因素、生活环境以及个人的健康状况等多种因素的综合作用。

1. 过敏反应的个体差异包含以下几个因素

遗传因素：基因决定易感性。过敏反应的发生与遗传因素密切相关。如果父母一方或双方有过敏史，子女患过敏的概率会显著增加。这是因为某些基因会影响免疫系统的功能，使其更容易对特定的过敏原产生反应。

环境因素：暴露与敏感性。环境中的诸多因素也会影响一个人是否会对某种物质产生过敏反应。空气污染、生活方式、饮食习惯以及早期生活中的微生物暴露等都可能对免疫系统的发展和功能产生影响。

免疫系统的状态：个体免疫差异。每个人的免疫系统都是独特的，其复杂性和反应方式各有不同。一些人的免疫系统对特定的过敏原高度敏感，导致其接触这些物质时发生过敏反应。免疫系统的敏感性不仅受遗传和环境影响，还可能与个体的健康状况、感染史以及其他疾病有关。免疫系统的某些特征，如过度活跃的肥大细胞、嗜碱性粒细胞和嗜酸性粒细胞，也可能更容易引发过敏反应。

心理因素与免疫系统：心理因素如压力和情绪状态也会影响过敏反应的发生和严重程度。研究表明，长期压力会削弱免疫系统，增加对过敏原的敏感性。此外，心理状态还可能通过影响神经内分泌系统间接改变免疫系统的功能，从而影响过敏反应。

2. 过敏反应的根源在于免疫系统

身边很多过敏的朋友，过敏原每年都在变化，通过过敏原的检测，发现过敏的东西越来越多，即使尽量避免接触过敏原，过敏的症状也在逐渐加重。治疗的过程痛苦不堪，原因何在？

答案还是在免疫力。免疫的失衡，导致某些细胞亚群代偿性激活。如果用激素类药物治疗，虽然激活的某些细胞会受到抑制，症状会好转，但是免疫失衡会逐渐加重，因此对过敏原的反应就会越来越严重。

预防过敏，关键在于了解并规避已知过敏原。保持良好生活与心理状态，能增强免疫力，降低过敏风险。明确过敏原者，建议随身携带抗组胺药、肾上腺素自动注射器等抗过敏药物应急。发生严重过敏反应，务必及时就医。此外，测评免疫力，找出免疫失衡的根源，实施针对性治疗与管理，实现免疫平衡，才有望彻底治愈过敏。

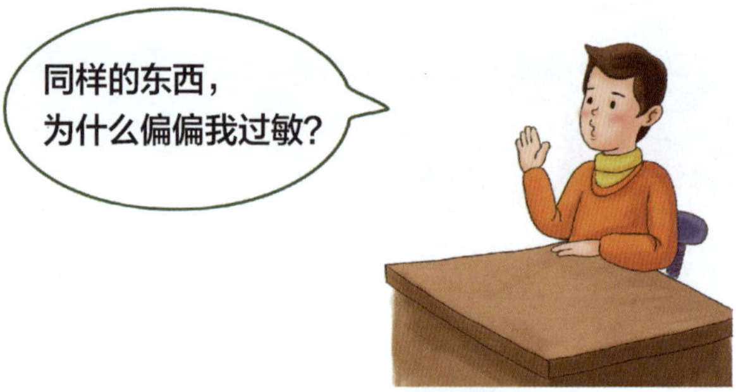

过敏是免疫失衡的表现

（窦亚玲　孙彦波）

四、过敏是终身的吗

很多人一旦出现过敏，十年、二十年都有可能在过敏的折磨中度过。过敏是终身的吗？其实身边有些人，出现了过敏的症状，及时进行身体和心理上的调整，改善生活方式，过敏就逐渐好转了。

听专家说

1. 过敏并不一定是终身的

过敏的严重程度和持续时间因个体差异而异，有些人可能在一生中都受到过敏的困扰，而另一些人则可能在成长过程中过敏症状逐渐减少或完全消失。此外，某些类型的过敏，如对某些食物的过敏，随着年龄的增长可能会有所缓解。但也有一些过敏，如花粉过敏，可能会随着时间的推移而变得更严重。

研究表明，许多儿童在成长过程中会自然摆脱某些食物过敏。例如，对牛奶、鸡蛋、豆类的过敏，许多儿童在学龄前期或青春期前后会逐渐不再过敏。这是因为他们的免疫系统在不断成熟和调整，对这些过敏原的反应逐渐减弱。与儿童相比，成年人对某些过敏原的过敏反应往往更持久。例如，对花粉、宠物毛发、尘螨的过敏在成年后通常不会自然消失。而且，有些成年人甚至可能在一生的某个阶段突然开始对某些物质过敏，这被称为“后天过敏”。

此外，不同类型的过敏持续时间不同。花粉过敏的症状可能会随着季节的变化而波动，有些人可能会发现症状在某些季节特别严重。虽然有些人的过敏症状会在青少年时期或成年早期减轻，但对于大多数人来说，花粉过敏往往是长期存在的。

2. 恢复免疫力平衡，过敏才会好转

如果不能够及时测评免疫力，及时弥补免疫防线的漏洞，过敏就不会彻底好转。当然，如果能够及时测评免疫力，管理免疫防线，并针对性地用药，很多过敏是可以逆转，甚至在短时期内根治的。

一位女性朋友，常年脸部过敏，自己开美容院，却也没有好的治疗办法，只是维持现状而已。经免疫细胞功能状态量化检测评估后发现存在免疫失衡，某些免疫细胞亚群功能降低或数量减少，导致部分细胞代偿性激活。针对性地补充免疫细胞 2 周后，其面部皮肤恢复正常。

目前尚无治愈过敏的万能之法，但有多种手段可有效管理、减轻症状，

常见的治疗方法包括应用抗组胺药、类固醇激素以及免疫疗法等。近年来，免疫疗法（即脱敏疗法）在过敏治疗中作用显著。该疗法通过逐步增加患者对过敏原的暴露剂量，让免疫系统逐步适应，以减少过度反应，对尘螨、花粉、昆虫叮咬等特定类型过敏效果显著，能大幅减轻症状，甚至实现长期缓解。

从免疫失衡角度，测评免疫力并借助药物、免疫细胞治疗，可直接改善免疫力。未来，过敏根治方案很可能从免疫管理方向产生。

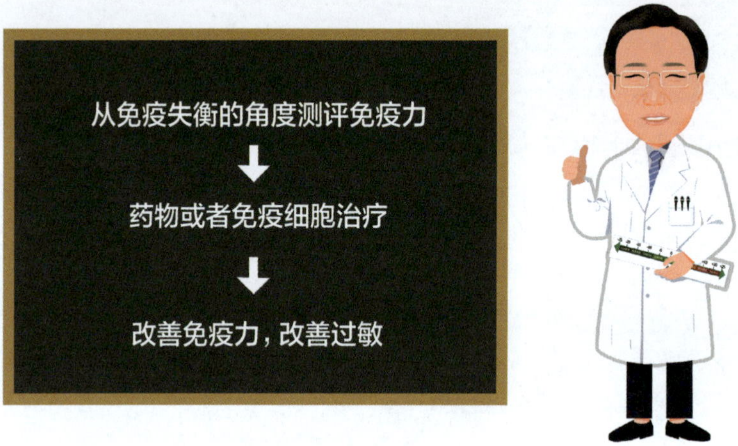

从免疫失衡角度解读过敏

（窦亚玲　孙彦波）

第三节 免疫力胜过万千良药

一、心理压力与免疫力

开心的人免疫力好，身体更健康；情绪不佳的人，心理压力得不到缓解，可能引发疾病。临床观察发现，心理压力在疾病诱导中起一定作用。俗话说“忧思致病”，确实有道理。那么，心理压力究竟如何影响免疫力呢？下面就让我们一起来了解一下吧！

听专家说

1. 免疫系统和心理疾病之间存在复杂的相互关系

研究表明，心理疾病可以影响免疫系统的功能，而免疫系统的异常活动也可能导致心理疾病的发生，它们是互为因果的。

心理疾病，如抑郁症、焦虑症和精神分裂症，与免疫系统的炎症反应有关。这类人群多存在免疫失衡。免疫失衡，如免疫功能低下或过度活跃，可能导致炎症反应的增加，进而影响神经递质的平衡和神经传递的正常功能，从而增加心理疾病的发生风险。长期免疫低下的人群，大多存在情绪问题。

2. 免疫系统和心理疾病之间还存在着共同的生物学机制和调节因子

各种不良的精神心理刺激，直接导致机体免疫功能低下，促进癌症发生。癌症不仅是严重的躯体疾病，也是严重的精神心理疾病。罹患乳腺癌的女性，在她们发病前几年，大多经历过重大的创伤，如爱人去世、被孤立等。人在感觉有压力时体内产生的应激激素——肾上腺素会升高，能导致细胞凋亡的蛋白质失去活性，不能正常履行杀死癌细胞的职能。因此，导致癌细胞发生变化，使得癌细胞更能抵抗癌症治疗。

3. 哪些情绪对免疫系统产生影响

心理学上，“C 型人格”指不善于表达和发泄焦虑、抑郁等负面情绪，还常竭力压制情绪反应的人格。拥有 C 型人格的人因负面情绪无法及时宣泄，会产生屈从、过分自我克制等退缩行为，为迎合他人而放弃自身爱好和需求。他们常感觉无力应对生活压力，感到绝望、被孤立，表现出过度克制、谨小慎微等特点，且癌症发病率较高。

重大负性事件是指那些对个体而言痛苦的、影响时间较长的事件，如过大的升学压力、工作压力、生活经济压力，以及亲人的生离死别、感情受挫等事件。当这些负性事件带来的不良情绪不能及时得到疏导，持续时间越长，与癌症的发生关系越密切。

尽管免疫系统与心理疾病的具体联系尚未完全明晰，但已有研究表明，调节免疫活动对心理健康或许大有益处。心理干预和生活习惯调整，如减压、改善睡眠、增加运动，可减轻体内炎症，缓解心理疾病症状。

此外，免疫细胞治疗能有效舒缓抑郁情绪，帮助患者恢复正常生活。可见，免疫系统与心理疾病相互作用。所以，学会管理情绪、缓解压力，是迈向身心健康的关键一步。

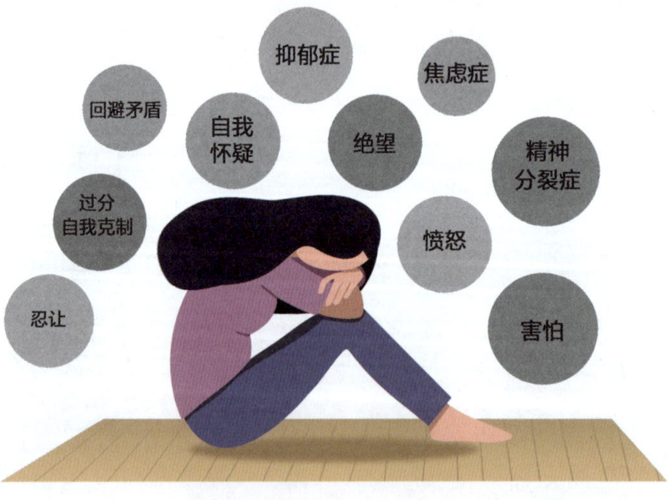

负面情绪对癌症的发生有促进作用

（许文犁　徐志强）

二、吃出免疫力，免疫和营养

很多人关心免疫力，认为只要吃得好、吃得多，免疫力就一定会好。也有人认为，免疫力是非常重要的，一定要通过药物调节或者医生的指导，才可以管理好免疫力。到底谁是对的呢？免疫和营养之间到底有什么样的关联？

听专家说

1. 免疫系统和营养状况之间存在密切的关系

营养状况对免疫系统的功能和健康有重要的影响。营养不良可以导致免疫系统的功能受损。例如，缺乏关键营养素，如维生素 C、维生素 D、维生素 E、维生素 A、锌和铁等，会削弱免疫细胞的功能，降低产生抗体和细胞毒性的能力，从而增加感染和炎症的风险。长期节食减肥的人，因为重要的营养素摄入不足，虽然减肥成功了，但是免疫细胞合成的原料却不够了，免疫力一定会受损。很多减肥成功的苗条美女，是以免疫失衡和严重的湿疹或过敏为代价的。

此外，营养不良还会导致免疫系统的炎症反应失衡。炎症是免疫系统对感染和损伤的自然反应，但长期的炎症反应可能对身体产生负面影响，增加慢性疾病的发生风险。营养不良可以导致炎症反应增加，从而影响免疫系统的正常功能。长期营养不良，不仅导致免疫力降低，也会导致精神情绪的问题，很多人因为营养摄入不足而发生严重的情绪障碍。

营养摄入过度的人，易患营养相关疾病，比如肥胖和代谢综合征等。这些疾病也会导致慢性炎症反应增加，结果还是导致免疫失衡，容易出现情绪问题。慢性炎症还会导致心脑血管的内皮炎症，各个脏器的息肉和结节增多，长期下去，健康就出现了大问题。

2. 某些保健品可以提高免疫功能，但是需要进行验证

很多保健品宣传可以提高免疫力。有些真的有提高免疫力的效果，比如葡聚糖、胸腺肽、免疫球蛋白、温

补阳气的中药，都是可以提高免疫力的。但是需要通过检测免疫力的指标来验证，避免掉入那些宣传功效言过其实的产品的坑。

选择免疫产品，也需要进一步通过免疫细胞功能状态量化检测评估来指导如何选择。当一个人十分口渴的时候，你给他一个戗面大馒头，当一个人饥饿的时候，你给他一杯水，其实都是错的。每个产品提升的免疫细胞是不同的，针对性地补充才是正确的。比如T细胞低下的时候，补充免疫球蛋白，NK细胞比例降低的时候，补充T细胞的产品，都是好心办错事。

保持良好的营养状况对免疫系统的健康至关重要。均衡的饮食，包括多种营养素、膳食纤维和抗氧化物质，有助于维持免疫系统的正常功能。此外，一些营养补充剂和功能性食品也可以提供额外的营养支持，增强免疫系统的功能。当然一定要先测评免疫力，针对性地选择提升免疫力的产品，这样有的放矢，才能命中健康的靶心。

（许文犁　徐志强）

三、跑出免疫力，运动和免疫力

如今，跑步成为一种时尚，身边不少人热衷运动。长期坚持跑步的人，往往肌肉线条优美，肤色健康，心肺功能良好，令人羡慕。然而，曾有报道称，一位新冠感染康复后的运动达人跑完20公里后猝死。那么，怎样的运动才最合适？运动与免疫力又有怎样的关联？

听 专家说

运动是提升免疫系统功能的有效非药物手段，其对免疫的影响与运动时间、强度相关。规律适量运动对免疫有益，而一次性大负荷或长期高强度运动，会降低免疫细胞的代谢能力，引发免疫系统功能障碍，甚至伤害身体。

1. 适量运动：免疫系统的“助推器”

有规律的运动不但能通过调节免疫细胞、免疫组织和器官的功能，对免疫系统产生直接有益的影响，还能通过改善机体新陈代谢、减缓全身肌肉衰退、控制体重等，对免疫系统产生间接有益的影响。

第一，适量运动能够增加机体免疫细胞的数量，改善机体免疫系统功能。有研究证实，经常进行有氧运动有助于增加中性粒细胞、NK 细胞等免疫细胞的数量和免疫活性。这两类免疫细胞的数量增加和活性提升，能够大大提高机体免疫系统功能，增强抗病能力。

第二，适量运动能延缓全身肌肉质量和收缩舒张功能的衰退，促进免疫系统维持正常功能。部分免疫细胞和肌细胞有着相同的起源，两者的作用通路亦是相辅相成的。有文献表明，肌肉骨骼系统功能的好坏影响和制约着机体免疫系统的功能。

第三，适量运动有助于减轻体重，避免由超重、肥胖导致的免疫系统功能障碍，也能改善睡眠障碍和消极情绪，提升细胞毒性 T 细胞和 NK 细胞活性，促进肿瘤中的细胞免疫应答。

2. 过度运动：免疫系统的“绊脚石”

不过，体育锻炼应适度。长期高强度的马拉松比赛会使跑者赛后短期内免疫力下降，跑后一个月内容易感冒。长期熬夜、感冒未愈或身体疲惫时进行超负荷运动，都可能突然诱发疾病。因为此时免疫力受损，身体功能难以承受常规运动量，从而导致严重后果。

3. 运动时需注意的事项

（1）任何人，不论年龄、性别或身体状况，规律的适量运动都是有益的。

（2）运动中的心率随运动强度的增加而升高，运动时可以通过心率与自我感觉两个指标来控制运动强度。

（3）一般来说，每天用于提高耐力的有氧运动时间应在 30 分钟以上。

（4）不同年龄段人群的身体状况和运动需求有所不同，因此运动锻炼方案也是不同的。

运动要适度，适合的才是最好的，过犹不及。适度的运动，规律的锻炼，要牢记八字真言“循序渐进，适可而止”。

（张智海　李沁心）

四、生活方式与免疫力

世界卫生组织研究表明，个人健康与寿命，60% 取决于生活方式，17% 取决于环境，15% 取决于遗传，仅 8% 取决于医疗。生活方式是可主观改变的因素，在提升免疫力、预防疾病方面潜力巨大。积极调整生活方式，既能增强免疫力，又能预防疾病，践行“预防胜于治疗”的理念。那么，如何建立良好的生活方式？

听专家说

1. 饮食对免疫功能的影响

吃得开心，吃得丰富，保持乐观心态，品尝各类美食，体验多元饮食文化。营养是免疫系统正常运转的基石，均衡饮食能提供必要营养素，助力免疫细胞生成与功能发挥。

日常要补充优质蛋白，它是免疫细胞和抗体生成的关键。肉类、鱼类、蛋类、奶制品、豆制品等富含优质蛋白，适量摄入可增强免疫力，简单又有效。

还要适当补充维生素与矿物质，像维生素 C、维生素 E、维生素 D 以及锌、硒等，这些营养素在免疫调节中不可或缺。主要来源于柑橘、草莓、猕猴桃、绿叶蔬菜等新鲜果蔬与坚果，每天要保证均衡营养、合理膳食。

膳食纤维也不可或缺，全谷物、薯类、豆类、果蔬里的膳食纤维能促进肠道健康，维持肠道微生态平衡，从而间接提升免疫力，建议每餐搭配一定量粗粮或杂粮。

每天要保证充足水分摄入，这有利于新陈代谢和废物排出，维持身体正常功能。成人每日饮水量建议在 1 500~1 700 毫升。

2. 运动对免疫功能的影响

运动不仅能够增强体质，还能通过促进血液循环、增加心肺功能、提高细胞对氧气的利用效率等机制，直接提升免疫力。一般健康专家推荐每周至少 150 分钟的中等强度运动，如快走、游泳或骑自行车，以增强免疫细胞的活力。45 岁的李先生，坚持每周前往健身房锻炼，包括有氧运动和力量训练。他发现自己的体能和精神状态都有了显著提升，即便在高压工作环境下，也能保持较好的免疫力，不易生病。

3. 睡眠对免疫功能的影响

睡眠是身体恢复与免疫系统修复的关键。保持规律作息，调整生物钟，营造安静舒适的卧室环境，选用舒适卧具，都能提高睡眠质量，进而提升免疫力与抗病能力。睡前避免暴饮暴食、过度饮酒，减少电子设备使用，以防蓝光干扰，可通过阅读、泡热水澡等方式放松。

长期精神压力会削弱免疫系统功能，增加患病风险。学会情绪管理，保持乐观心态十分重要。培养阅读、绘画、音乐等兴趣爱好，能转移注意力，缓解焦虑。每天用 10~15 分钟冥想或深呼吸，有利于放松身心。维持良好社交，参加社交活动，可减轻孤独感，增强心理抵抗力。

每个人的健康方式各异。保持乐观心态，关注健康领域资讯，学习提升免疫力的新方法，不断更新健康知识库，守护好自身健康。

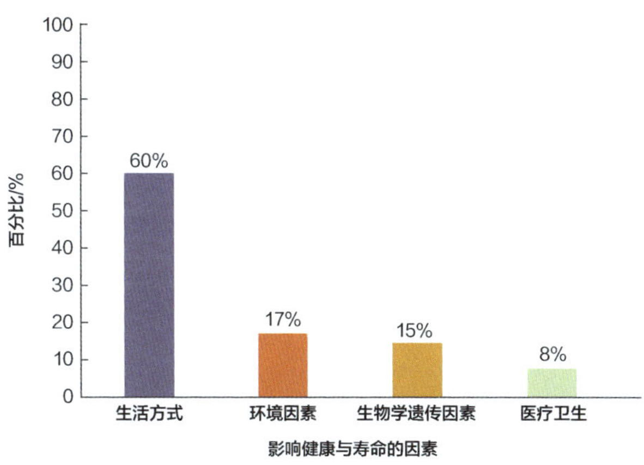

影响健康与寿命最主要的因素是生活方式

（刘清利　李沁心）

第四节 人生不同阶段的免疫危机

一、当我还是个小宝宝时

生命是一场神奇的旅程。人类从受精卵开始，即迈出了生命的第一步。在整个生命旅程中，免疫力在各个阶段扮演着重要的角色。人们是如何在免疫力的保护下健康成长，逐渐长大成人的？免疫力又是怎样帮助小婴儿度过人生中最脆弱的阶段？

听专家说

1. 婴儿免疫系统的发育历程

婴儿时期，免疫系统尚未发育完全。刚出生的头几个月，宝宝需借助妈妈的免疫力来抵御外界风险。随着宝宝成长，免疫系统逐渐发育完善，五六岁时就与成人的免疫系统相近。宝宝的免疫系统会逐渐发育为独立完整的体系，以应对细菌、病毒等“外来入侵者”。

妊娠晚期，妈妈的抗体经胎盘与婴儿共享，宝宝出生时，这些抗体能保护宝宝，持续几周或几个月，助其在首次接种疫苗前对抗疾病。IgG 是唯一能通过胎盘的抗体，大量 IgG 在妊娠晚期通过胎盘，增强胎儿免疫系统功能，起到抗细菌、抗病毒、免疫调节等作用。因此，孕晚期应尽量减少和避免导致早产的因素。

2. 增强宝宝的免疫力，需要努力做到以下四个方面

促进自然分娩：肠道中的有益细菌有助于宝宝的免疫系统正常工作。这些有益细菌在妈妈的阴道里，在宝宝出生时就传给了宝宝，有助于宝宝的肠道菌群健康。

坚持母乳喂养：出生后，更多的抗体通过初乳传递给宝宝。母乳含有很多有益的物质，包括蛋白质、脂肪和糖，可以帮助宝宝建立免疫系统。母乳也含有抗体和益生菌。母乳喂养的婴儿感染较少。即便是感染了，他们也比配方奶喂养的婴儿好得更快。

避免早产高危因素：早产儿从妈妈那里获得的抗体没有足月宝宝那么多。孕晚期是胎儿免疫力形成的主要时期。IgG 是唯一能通过胎盘的抗体，大量的 IgG 通过胎盘发生在妊娠晚期，因此足月生产也是非常关键的。

接种疫苗：给宝宝接种疫苗也是保护宝宝免受严重疾病侵害的最安全、最有效的方法。疫苗引起免疫反应的方式与病毒或细菌相同，但它会在宝宝不生病的情况下产生免疫反应。如果你的宝宝将来感染了真正的疾病，他们的免疫系统会记住病原体，并会开始行动，可以抵抗疾病或预防严重的并发症。这是对免疫系统的后天训练，是非常必要的健康措施。

母乳喂养是提高婴儿免疫力的主要手段。母亲的孕期饮食结构合理，保持愉快的心情，足月自然分娩，都会带给宝宝强大的免疫力保护。生命的神奇就在于爱心的接力。从生命孕育的那一刻起，母亲就肩负起了巨大的责任，一路呵护着孩子，陪伴着孩子，用她们强大的生命力铸就孩子的免疫防线，让孩子们的成长高枕无忧。

（刘晓巍　高香丽）

二、免疫力提前步入“老年模式”的少年

都说老人的免疫力下降，那么年轻人的免疫力肯定特别好，青少年及儿童的免疫力一定是最优秀的了。真的是这样吗？每年秋冬换季的时候，儿童医院永远挂不上号，病房一床难求，是不是说明儿童的免疫力也有潜在的风险？

听专家说

1. 孩子免疫力现状：看似活力满满，实则“老年化”严重

原则上，年轻人的免疫力好，老年人的免疫力差。但是从现实中发现，这个规律对某些孩子就不一定准确了。2023年冬天，北京各个儿童医疗中心全部爆满，感染甲流、支原体肺炎的孩子比比皆是，而且很多孩子会多次感染。

有一位10岁的小朋友，一年内5次感冒发热，各种病原体都感染过。这让家长非常头疼，不知道如何预防和管理了。给小朋友测评了免疫力，结果发现，她的免疫力和80岁老人的免疫力差不多。很多重要的免疫防线全部减弱，甚至出现了免疫防线的漏洞，特别是在抗病毒的几道防线上，都出现了能力减弱的情况，因此各种感染多发也就不奇怪了。针对性的免疫管理，应该当作一项紧急且重要的事务来做。

一个15岁的高一学生，虽然学习成绩不错，但是情绪不稳定，有自闭的倾向。经过各种治疗，也没有明显缓解。经过测评免疫力，结果呈现出老头样的免疫力。针对性地给予免疫细胞治疗后，情绪和身体的问题得到了缓解。

还有很多十几岁的孩子，测评的免疫力水平都不乐观。近期一个20岁的男孩，NK细胞百分比已经低到了令人震惊的程度。追问下来，男孩常年熬夜打游戏，没有正常的生活规律。这样的孩子也越来越多见了。

2. 影响孩子免疫力的因素及后果：熬夜、压力致免疫力下滑，未来健康堪忧

有些孩子喜欢熬夜学习，甚至因为学习了英美的教学体系，不得不晚间上课。结果一个学期下来，NK细胞百分比直接降低了1/3。熬夜和情绪压力影响免疫力是确定的事实，而经常熬夜并有巨大精神压力的孩子也越来越多了。

孩子是未来，表面上活蹦乱跳的孩子，实际上却有着类似80岁老头一样的免疫力，这是非常可悲且可怕的事情。可以想象，十几年后，这个孩子很可能是医院的常客。

常说不能让孩子输在起跑线上，可是很多孩子在不知不觉中输在了免疫力的基础防线上。没有强大的免疫力，跑得再早的孩子，还是会输在途中，甚至到达不了预期的终点。因此，检测和管理孩子的免疫力，势在必行！

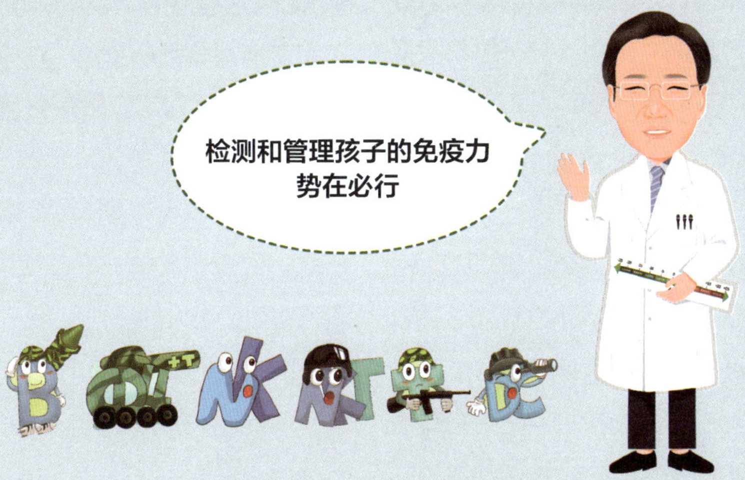

检测和管理孩子的免疫力，势在必行

（朱继巧　李沁心）

三、中年人的保温杯

都说老年人的免疫力差，而现实生活中手拿保温杯的几乎都是 80 后、90 后。医院里经常就诊看病的中青年人越来越多。健康的风险提前了，疾病的发生提前了，免疫防线的衰退也提前了。如何面对“狗血”中年人生？

听专家说

1. 中年人的不容易

李先亮教授这几年开展测评免疫力的工作，一开始也认为，老年人才是免疫力衰退的最大人群。结果大量样本检测下来，统计后分析，免疫力最差的人群出乎了大家的想象，竟然是40~50岁的男人。

这个年龄段的男人，在工作上，上面有领导，下面有团队，上压下挤，责任最大，任务最重，明显是“夹心饼干”式的干部。在家庭中，上面有需要赡养的父母，下面有需要教育和呵护的孩子，又是毫无胜算的人生。所以他们的免疫力差，就是不争的事实。

其次，免疫力较差的人群是40~50岁的女人。想想她们的工作和家庭压力和男人一样大，还得时刻负责孩子的学习成长，抓住事业，多不容易啊！因此，中年人的保温杯里，枸杞是常客。

很多所谓成功人士的成功，都是用健康换来的。金钱的获得和事业的发展，是以透支健康为代价的，也是造成免疫失衡的重要因素。有些人感悟了人生，回头是岸，关注了健康，管理了免疫力，还有机会调整回来。有些人沦为健康管理理念的“巨婴”，永远回不到健康的常态，甚至付出了生命的代价。

有一位投资人朋友，经常来寻求帮助。他投资的好几个项目，创始人因为背负了太大的压力和责任，最终免疫失衡，健康亮了红灯，出现了疾病状态。项目距离成功还有遥远的路途，而创始人的生命却距离终点不远了。

测评过的投资人，免疫力好的不多。赚到钱的，不知道投啥好项目，要发愁；投到好项目，赚不到钱，不能及时退出，还是愁。一个中国台湾的投资人朋友，免疫力检测出现十几个降低的数据，免疫力和肿瘤患者相当，提示免疫力严重降低。结果肠镜检查发现近百个结直肠息肉，距离癌症也就一步之遥了。

2. 新冠疫情后的危机

新冠疫情加速了中年危机的到

来。感染新型冠状病毒后，80% 的人免疫力下降，身体免疫防线出现薄弱点。而中年人长期承受工作与家庭的双重压力，又逢经济下行、行业不稳定，工作压力剧增，这直接导致临床上中年人悲剧频发，不少熟悉的中年朋友因心肌梗死或恶性肿瘤离世。

健康管理如同理财，你若忽视健康，疾病便会找上门。中年人压力巨大，最需关怀，但每个人都是自身健康的第一责任人。因此，中年人应保持积极好学的心态，主动进行健康管理。只要关注自身健康和生活方式，就能预防和消除许多亚健康问题。此外，实时动态测评并平衡自身免疫力，就能守护自己和家人，迈向健康生活。

（朱继巧　米日拜班·古丽）

四、不要忽视老年人

大多数老年人的免疫力不好，而且慢性疾病高发，身体确实不如从前，人生步入暮年，还有没有机会健康长寿呢？有些老年人，面对一身慢性疾病，能够不再被疾病折磨已是奢求。有没有一个方法，能让老年人快乐地面对老年生活呢？

听专家说

1. 免疫力——老年人健康的关键防线

随着社会老龄化加剧，国家养老负担日益沉重。2024 年，国家发展和改革委员会发布重大研发专项，聚焦老年主动健康项目，其中老年人免疫力状态筛查是重要课题，旨在借此探寻老年常见疾病的免疫衰老规律与免疫治疗新方法。

免疫失衡是器官疾病的潜在因素，会导致肿瘤、心脑血管疾病、代谢性疾病等老年常见慢性疾病高发。目前的治疗方案多为单病单治，对症治疗，而很难实现有的放矢，对因治疗。

如高血压降血压、高血糖降血糖、高尿酸降尿酸。但这些疾病的根源多是免疫失衡，若从免疫力角度进行管理，将显著改善疾病症状、加快治疗进程，达到牵一发而动全身的效果。

2. 免疫管理——为老年人的生活续航

李先亮教授的父亲就是一个老年慢性疾病患者的典型代表。他患糖尿病 30 年，高血压 10 年，腰椎骨质增生压迫坐骨神经，导致下肢跛行 40 年。免疫力测评结果显示，老人家的免疫力比其母亲降低了 1/3。因为糖尿病，绝对饮食控制，身体消瘦，每天口服 9 片二甲双胍，尽管严格控制，糖尿病的并发症还是经常发生。

当他做了免疫细胞治疗后，过了 3 个月，抗高血压药停掉了，过了半年，降血糖药彻底停掉。因为相信免疫管理，所以有了身体健康状况好转的奇迹。李先亮教授收到了这辈子父亲寄来的唯一一个快递，是曾经买给他的二甲双胍。身体康复后，夏天的时候，父亲还可以吃吃西瓜，冬天的时候，可以喝点白酒了。

母亲发现有肺结节，直径 7 毫米，虽然当时这个结节看起来像“好人”，但还是提前做了自体免疫细胞调理。然后母亲去弟弟那里生活，有几年没有再持续关注。因为疫情，母亲来到北京，顺便查体，发现四年前的肺结节长到了 1.5 厘米，看起来就像“坏人”了，马上安排手术切除。术后证实了肺结节已经恶变。

出院的时候，母亲的哮喘还是很厉害，不能够正常平卧休息。术后最短时间内给母亲做免疫细胞治疗，她的身体快速康复，哮喘不再发作。她还能自己买菜、做饭、逛街、购物，完全没有问题。目前是术后四年复查，已经彻底康复了。

试想 80 岁的老人，有肺结节存在，如果还有免疫防线的漏洞，癌变的概率非常高，癌变后肿瘤的进展可能非常快速，结果可能不堪设想。四年前的免疫细胞治疗，及时为老人进行免疫管理，即使结节最终还是癌变了，但是进展缓慢，病变局限，争取到了最佳的治疗结果。

老年人的免疫力降低是常见的事情，所以老年人更要定期测评免疫力，并针对性地进行管理，及时弥补免疫防线的漏洞。不论是老年常见慢性疾病，还是老年抗衰老保健，免疫管理都是不可或缺的环节。从免疫力出发，面对老年生活，即使有多种疾病，生活的小船也一定会航行到远方。让我们一起祝愿老年人能够健康快乐地活到120岁。

（朱继巧　李沁心）

五、孕妇的免疫力有哪些特殊之处

有很多朋友，为怀孕怀不上而苦恼。本来是人类传宗接代的大事情，反而变成了疾病治疗领域的重要挑战了。那么怀孕的时候，到底应该注意哪些问题？免疫管理能否助力怀孕？

听专家说

1. 免疫力在女性怀孕时发挥着哪些作用

有一位25岁的女性朋友，在孕早期出现了反复流产的情况，经各个方面的检查，包括夫妻双方基因检测和流产物基因检测等，均未查出确切病因，这给患者带来很大的痛苦。

怀孕会导致身体发生许多变化，其中就包括免疫系统工作方式的改变。证据表明，母亲的免疫系统是以一种非常复杂的方式适应婴儿的免疫系统，以保障母亲和婴儿的健康。怀孕可能会使女性的免疫系统变得更强。

但事情并没有那么简单。在正常怀孕期间，孕妇的免疫系统需要保护胎儿免受病毒、细菌等病原体的侵害。为了达到这一目的，孕妇的免疫系统会发生变化，如产生抗体，并将这些有益的免疫物质传递给胎儿，为其提供暂时性的免疫保护。

孕早期的母亲免疫系统会出现免疫抑制状态，有利于胚胎的着床和发育。这是因为当胚胎植入时，免疫系统必须适应，这样它就不会把胎儿识别为入侵者，有助于宝宝在子宫里存活。胎儿就像外来物，如果你的免疫系统正常，你的身体可能会对它产生过敏反应，从而造成流产等。

2. 免疫系统在女性怀孕时非常重要

在孕早期，母亲的免疫系统功能选择性抑制以保护胎儿，但这也可能诱发孕妇其他器官功能的异常，引发妊娠糖尿病、妊娠高血压等免疫问题。这些疾病会进一步影响孕妇的免疫力，增加尿路感染、严重肺部感染的风险。激素变化还会使细菌性阴道病或阴道酵母菌感染的发生概率上升。

孕晚期，母亲需提供更多免疫球蛋白保护胎儿，因此增强孕妇的免疫力十分重要。建议遵循免疫健康管理原则，从生活方式、饮食、情绪、睡眠等方面入手，适当补充调节免疫力的产品，并定期检测免疫力。

孕妇要养成良好的生活习惯，提升自身免疫力，预防感染。定期产检、与医生沟通，有利于了解孕妇的身体状况，保障母婴健康。分娩后，母亲的免疫系统不会马上恢复正常，激素水平需要一定时间才能回归常态，尤其母乳喂养的母亲。

免疫失衡是产后抑郁的重要诱因，所以产后仍要关注免疫管理。检测免疫力对保障孕期母婴的健康来说至关重要。怀孕及产后，免疫系统受影响大，只有随时评估、及时管理，才能为孩子营造健康的环境。

（刘晓巍　高香丽）

六、搞好免疫力，备孕助大力

如今，生育健康宝宝似乎成了社会难题。和朋友交流得知，近年来，部分三甲医院收治的孕妇流产比例近 15%，流产和胎儿畸形的概率上升，不少年轻人难以受孕，人工助孕也随之变得火热。即便如此，备孕的年轻人依旧苦不堪言。那么，能不能通过提高或调整免疫力来助力备孕呢？

听专家说

1. 免疫力：备孕路上的神奇助力

李先亮教授念大学的时候，有个老师痴迷中药研究，研发了几款中药产品，其中有一款产品是防止流产和助孕的。李教授至今仍印象深刻，因为当时他的老师就说，这款产品的核心就是从免疫力的角度解决怀孕难的问题。当时对免疫力不甚了解，现在看来，在备孕的认知上，老师领先了至少30年。

有两对夫妇年龄都是35岁左右，事业小成，衣食无忧，想怀孕生子的时候，发现怀孕成了老大难的事情了。各种手段、偏方，中药、西药，甚至试管备孕等高科技方法都用上了，没有任何效果。这两对夫妇都很绝望，甚至下定决心做最后一次备孕旅行。如果还不可以，那就彻底放弃了。

旅行前，他们听说可以测评免疫力，于是“病急乱投医”，来了就测。结果男女双方确实都有免疫失衡的问题，他们毫不犹豫地做了免疫细胞治疗。至于有没有肯定的助孕效果，对他们来说已经不重要了，只要是理论上可行的，那就一定要试试。

3个月后，好消息传来，两对夫妇先后自然受孕，最后都自然分娩，产下了健康的宝宝。免疫力在备孕时，助了大力，帮了大忙，创造了生命的奇迹。

2. 免疫力在女性备孕时期的重要性

中医认为，女性宫寒就不容易受孕、保胎。而宫寒往往是因为女性下焦阳气不足，从免疫力角度分析，属于免疫力不足。提高免疫力后，女性宫寒的问题可以得到解决，怀孕的概率就高了。李先亮教授还发现提高免疫力有助于促进女性内分泌激素水平的提高。有些四十多岁就月经失调、月经量少甚至绝经的人，经过免疫力调整，可以重回年轻时的月经状态。这些都充分说明了免疫力和女性内分泌健康之间存在密切关系。

男性精子稀少，活性差，能力不足也是不育的一个原因。免疫力提高后，男性的性功能得到改善，阳痿的情况甚至可以直接恢复到正常，说明雄激素水平得到提升。

同时因为免疫力的提升，男女双方因为怀孕难而紧张的心情也会得到显著缓解。情绪的稳定，内分泌激素水平的提升，身体阳气的储备充足，那么怀孕也就会变得容易了。由此看来，备孕夫妇及时测评免疫力，提前管理免疫力，为受精卵和胎儿提供阳气十足的生殖环境和身心状态，都是十分必要的。在免疫力的赛道上，不要让孩子输在起跑线上。

如果怀孕前女性有高血压、糖尿病等慢性疾病；或者中医辨证有宫寒的症状；大病后，身体没有完全康复；或者近期工作压力巨大、身心疲惫，都提示着免疫力有失衡的可能。因此，这类人群备孕，免疫力的检测和管理几乎是必需的。

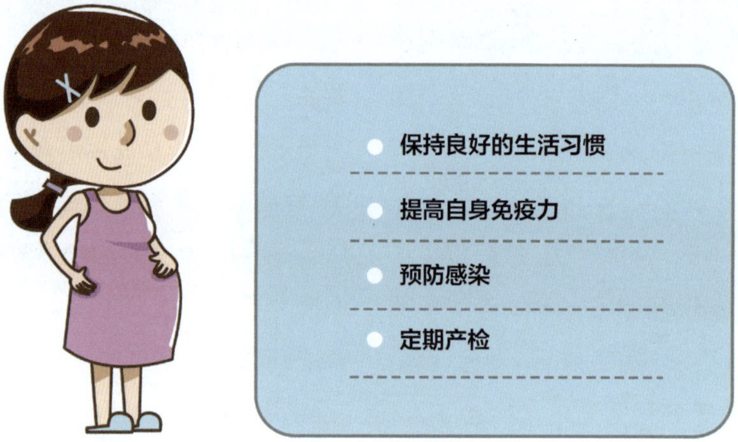

提高免疫力对备孕有很大帮助

（刘晓巍　高香丽）

第五节 人间烟火离不开免疫健康

一、肥胖对免疫力有影响吗

肥胖会怎样影响免疫力？有朋友发现身边很多人因为应酬而饮食不规律，逐渐形成了肥胖的体型，体重超标，不过身体看起来很健康，是个灵活的胖子，是不是免疫力就没有问题？也有朋友说，瘦下来最健康，身体肥胖了会有患病的风险，是这样吗？

听专家说

1. 肥胖会导致身体出现多种变化

既往研究表明，肥胖不仅危害身体健康，还会损害免疫力。肥胖会引发体内慢性炎症，削弱免疫系统功能，导致调节失衡，成为众多疾病的潜在诱因。肥胖者患类风湿关节炎、多发性硬化等自身免疫病的风险更高。此外，肥胖常伴有胰岛素抵抗、高血糖、高尿酸等代谢紊乱，进一步削弱免疫细胞功能。

肥胖还会影响疫苗效果。研究显示，肥胖者接种流感疫苗后抗体水平较低，对流感病毒抵抗力弱，原因是免疫细胞对疫苗反应减弱，影响抗体生成。同时，肥胖会改变肠道菌群构成。肥胖者的肠道菌群构成与正常体重者差异显著，这可能导致免疫系统对病原体反应异常，引发炎症和免疫相关疾病。

肥胖会降低体内维生素 D 水平，而维生素 D 对调节免疫系统功能至关重要，能增强免疫细胞活性，提高抵抗力。但肥胖者因脂肪过多，影响维生素 D 的储存与转化，使血液中维生素 D 水平下降，影响免疫系统正常功能。

生活中，因不良作息、过度熬夜和加班工作而“过劳肥”的人群，常伴有免疫力降低和失衡，这类人群需关注免疫力，及时进行健康管理。此外，并非瘦人免疫力就好。部分减肥者过度控制饮食，蛋白质和脂肪摄入极少，虽体型标准，但因营养原料不足，导致细胞合成原料不够，新的细胞产生受阻，同样会出现免疫失衡问题，危害健康。

2. 肥胖的人免疫功能也会下降

一方面，免疫系统的异常活动，如慢性炎症，可以促进脂肪细胞的增殖和分化，进而加剧肥胖。这种炎症性肥胖不仅难以通过常规方法减轻，还可能导致更严重的代谢问题，如心血管疾病、糖尿病等。因此，在治疗肥胖时，除了关注饮食和运动，还需要关注免疫系统的状态，通过调节免疫反应来减轻炎症，从而帮助控制体重。

另一方面，免疫系统的正常功能也依赖于良好的营养状况和身体状态。肥胖者因体内脂肪过多，可能会干扰营养物质的吸收和利用，进而导致营养不良或营养不均衡。这不仅会削弱免疫系统功能，还可能引发一系列与营养相关的疾病。因此，在控制体重的同时，还需要注重饮食的多样性和均衡性，以确保身体获得足够的营养支持。

综上所述，肥胖与免疫力之间存在着复杂的相互作用关系。为了维护免疫系统的健康并控制体重，我们需要从多个维度入手，采取综合措施来改善生活方式和健康状况。

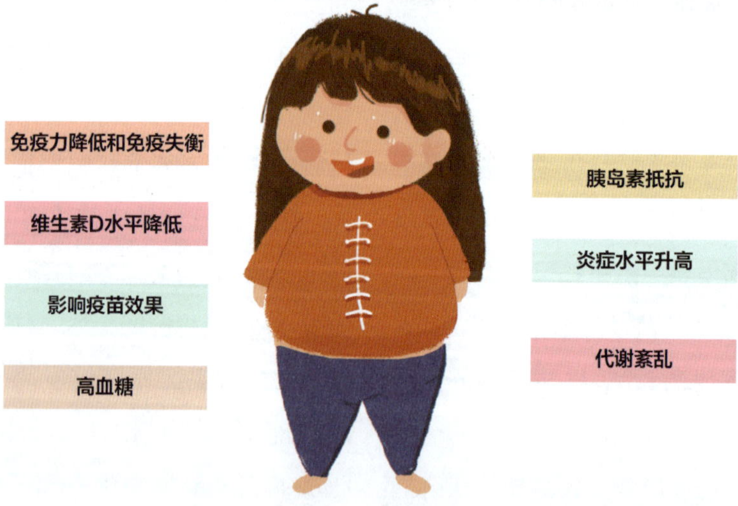

肥胖会导致免疫力下降

（孙彦波　王　舒）

二、肠道菌群对免疫力有何作用

人体胃肠道中生活着数万亿个微生物，它们共同构成肠道菌群，与宿主长期共生，形成人体内最庞大复杂的微生态系统。每个人的肠道菌群都独一无二，对消化道及人体整体健康意义重大。肠道菌群失衡会增加患病风险，而富含健康细菌的肠道则有助于降低炎症性疾病的发生率。那么，肠道菌群具体有哪些作用，又是如何影响免疫力的呢？

听专家说

肠道菌群与身体的许多系统均可相互作用，如消化系统、免疫系统、神经系统、内分泌系统等，并协助许多身体功能的运转。

1. 消化系统

肠道中的细菌对人体健康至关重要，堪称勤劳的“微型工匠”。它们能分解人体难以消化的复杂碳水化合物与膳食纤维，产生短链脂肪酸，为肠道内壁细胞提供营养，维护肠道健康。肠道细菌还是“维生素制造工厂”，提供合成维生素 B_1、维生素 B_9、维生素 B_{12} 和维生素 K 所需的酶。这些维生素在人体内的含量虽少，但如若缺乏，会严重影响健康。在胆汁代谢中，肠道细菌同样不可或缺。肝脏分泌胆汁至小肠助消化，肠道细菌及其酶分解胆汁，助力胆汁酸重新吸收，进入肠肝循环，维持正常消化功能。

2. 免疫系统

肠道中的有益菌群在免疫系统中发挥着关键作用，能够帮助免疫系统识别有益和致病微生物。它们通过竞争生存空间与营养，抑制有害微生物的过度繁殖。研究表明，艰难梭菌和幽门螺杆菌等慢性细菌感染，可能与肠道有益菌群减少直接相关。此外，有益菌群产生的短链脂肪酸，不仅能维护肠道屏障，阻止细菌和毒素进入血液，还具有抗炎作用，对免疫系统益处显著。正义的力量少了，邪恶的势力就抬头了，因此维护肠道菌群的平衡是非常重要的。

3. 神经系统

肠道菌群通过脑－肠轴影响神经系统，脑－肠轴是胃肠道的神经、神经元和神经递质网络。某些细菌能产生或刺激神经递质，向大脑发送化学信号。细菌产物也会影响神经系统，短链脂肪酸有积极作用，细菌毒素则可能损伤神经。脑－肠轴是肠道菌群与大脑间的桥梁，这种联系是双向的，肠道菌群能影响大脑，大脑也会影响肠道菌群。因此，像肠易激综合征这类消化系统疾病，被认为是肠脑相互作用紊乱的结果。

4. 内分泌系统

肠道微生物及其产物还与肠道内壁的内分泌细胞相互作用。这些细胞负责分泌调节新陈代谢的激素，包括控制血糖水平、饥饿感和饱腹感的激素。

肠道菌群在生命前几年逐渐形成，约 3 岁时相对稳定。母乳喂养的婴幼儿能从母体获取全面的免疫营养物质。添加辅食需遵循循序渐进、多样化原则。饮食是影响肠道菌群的重要因素，从婴儿期就开始发挥作用。调整饮食是改变肠道菌群最常见的方式，含多种食物（尤其是水果、坚果、蔬菜等植物性食物）的饮食，有助于维持肠道菌群的多样性。

人生之事，吃喝玩乐，吃是人生第一要务，因此肠道健康就是身体的一道重要防线。会吃，吃得明白，吃得正确，也是一门学问，大家要多修炼哦！

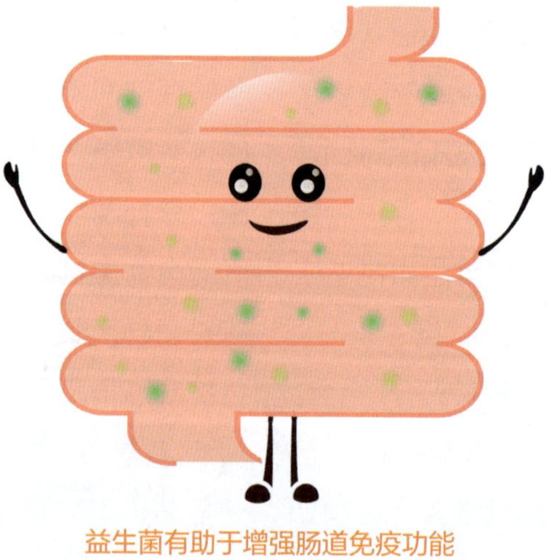

益生菌有助于增强肠道免疫功能

（张雅薇）

第六节 器官排毒，也是守护免疫防线的重要任务

一、皮肤是如何排毒的

皮肤和黏膜构成免疫首道防线，皮肤作为人体最大的器官，在维护人体整体健康与免疫功能上至关重要。它不仅保护内部器官免受外界物理、化学、生物侵害，还富含感觉神经末梢，能感知触觉、压力、疼痛、温度等刺激，且可借汗腺分泌汗液，排泄废物、调节体内水分平衡。那么，免疫力如何通过皮肤防御体系发挥作用？

听专家说

1. 皮肤具有非常重要的作用

皮肤作为人体的第一道防线，由表皮层、真皮层与皮下组织构成。浅真皮层和皮下组织中，分布大量淋巴管道。皮肤内有专属免疫细胞——朗格汉斯细胞，它源自骨髓，属树突状细胞，如同边境巡逻兵。受敌人刺激后，朗格汉斯细胞迅速激活，迁移至表皮淋巴结，活化T淋巴细胞发挥免疫、防御作用。在抵御皮肤肿瘤、防止病毒感染扩散、预防接触性过敏等方面，朗格汉斯细胞承担关键的免疫监视职责。

2. 皮肤帮助身体排出有害物质的几种方式

皮肤是重要的排毒器官之一，它通过以下几种方式帮助身体排出有害物质。

出汗：皮肤通过汗腺分泌汗液，其中包含了水、盐分、尿素、乳酸和其他代谢废物。出汗是皮肤排出代谢废物的主要方式，有助于调节体温和排出

体内的代谢废物。

角质层脱落：皮肤表层的角质层细胞会定期脱落，带走表皮的死细胞和一些表面污垢，这是一种自然的清洁过程。

皮脂分泌：皮脂腺分泌皮脂，这种油脂物质不仅可以润滑皮肤和毛发，还能帮助排出一些脂溶性废物。

免疫防御：皮肤中的免疫细胞，如朗格汉斯细胞，能够识别并吞噬入侵的病原体，防止它们进入体内其他部位。

皮肤的气体交换：虽然皮肤不是主要的呼吸器官，但它也能通过毛孔进行一定程度的气体交换，排出少量的代谢废物。

药物代谢：皮肤在药物代谢过程中也发挥作用，一些药物的代谢产物可以通过皮肤排出。

皮肤微生物群：皮肤上的微生物群落有助于维持皮肤健康，它们参与一些代谢过程，并能中和一些有害化学物质。

如果皮肤长期暴露在污染、紫外线、烟雾等有害环境中，或者受到皮肤病、不良生活习惯、某些药物不良反应、刺激性化妆品等因素的影响，其结构与功能均会发生改变，使皮肤无法有效排毒，解毒能力下降，进而引发疾病。常见表现有皮肤干燥、油腻、敏感、红斑、炎症、脱屑等。

一位女性朋友，听闻免疫细胞治疗益处多多，心动不已，决定尝试。治疗初期，并无明显变化。询问睡眠、饮食及身体状态，她都说原本就很好，治疗效果似乎未达到预期。两个月后，朋友主动联系，称有了新变化。她感觉皮肤变得紧致、细腻、油润，人也变得更年轻了。

皮肤是身体的第一道免疫防线，面色红润才是免疫力健康的体现。对于皮肤，下面几点非常重要：适量饮水、避免刺激性物质、不吸烟、适量运动、管理压力、保持充足的睡眠、避免过度去角质。从免疫力角度呵护皮肤，关爱皮肤健康，应该成为未来的流行时尚。免疫力好，皮肤才健康，才可以实现内在健康美。真正的美人，免疫力一定是健康的，是内在美和外在美的完美结合！

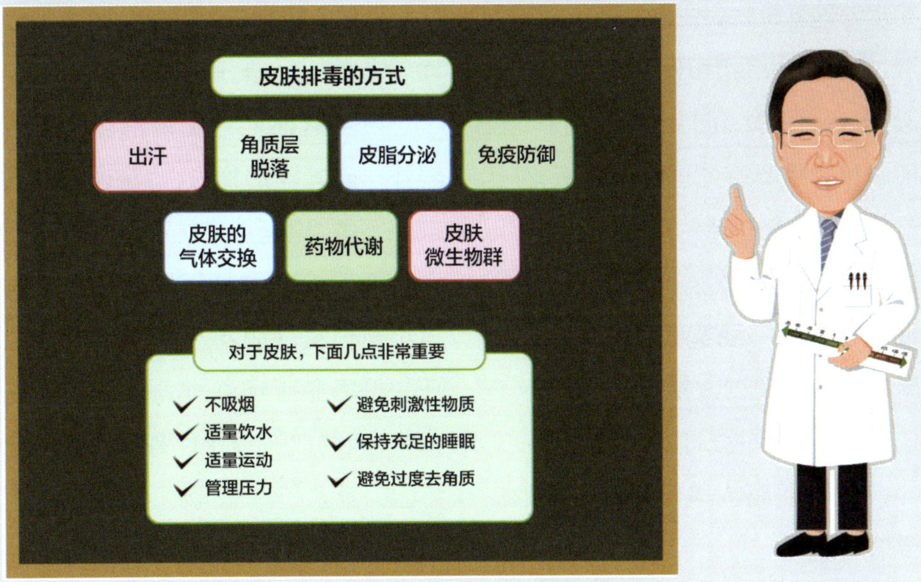

皮肤是第一道免疫防线

（王泰超　贾亚男）

二、肾脏是如何排毒的

大家常说要给身体排毒，那么身体究竟会产生哪些毒素？又由哪个器官主导毒素排出呢？肾脏作为人体重要器官，被认为主要负责排毒，应该如何保护它？市面上排毒方案繁多，难以判断是真能排毒，还是只是让人交了智商税。

听专家说

如果把人体比作一个王国，各个脏器就是职能部门，其中肾脏担当着环保体系的重任。正如“绿水青山就是金山银山”，健康也是如此。人体每日代谢会产生大量毒性物质与垃圾废物，主要通过肝脏、肾脏、肠道、皮肤和呼吸道等途径排出。

肾脏位于人体腹部后方，是身体

的水处理系统。其主要功能是过滤血液，排出代谢废物和多余水分，调节体液、电解质平衡，维持酸碱平衡。这些代谢废物经肾脏处理形成尿液，存储于膀胱，再通过神经体液调节，最终以尿液形式排出体外。肾脏就是人体的废水处理工厂，随着血液循环，源源不断的代谢废物和毒物被送到肾脏，在这里完成最后的处理。

1. 肾脏在人体解毒过程中的主要功能

过滤血液：肾脏通过肾小球过滤血液，分离出废物、多余水分和电解质。肾小球是微小过滤器，能阻止蛋白质、血细胞等大分子物质通过，允许水、葡萄糖、尿素、药物代谢物等小分子物质通过。

排泄废物：肾脏将过滤出的废物和多余的物质转化为尿液。这些废物包括代谢产物（如尿素和肌酐）、药物代谢物、重金属和其他有毒物质。

调节电解质和酸碱平衡：肾脏通过重吸收和分泌作用，调节体内的电解质（如钠、钾、钙和磷）和酸碱平衡。这有助于维持体液的化学平衡，对解毒过程至关重要。

药物代谢：肾脏参与许多药物的代谢过程。药物在肝脏中代谢后，其代谢产物通常通过肾脏排出体外。

肾脏解毒能力下降由多种因素导致。随着年龄增长，肾脏过滤能力自然下降，这是正常生理老化的一部分。糖尿病人群长期高血糖会损害肾小球血管，引发糖尿病肾病。高血压人群因血压升高，增加肾脏过滤压力，长期高血压是慢性肾脏病的常见病因。某些药物、毒素、保健品及中药都可能损害肾脏功能。此外，长期喝含有添加剂的饮料、不良的生活习惯和过度肥胖等也会导致肾脏解毒能力下降。

肾脏解毒能力下降的常见表现包括一般表现（如疲劳、腿部抽筋、水肿、皮肤瘙痒等）、泌尿系统表现（如尿量减少或者夜间尿频，尿液颜色变深、浑浊或有泡沫，肾结石或反复发作的肾炎等）、消化系统表现（如食欲减退、恶心、呕吐等）。严重者可以出现肾衰竭，需要透析或肾移植维持生命。

2. 预防措施

保护肾脏的措施包括：控制血糖，管理血压（保持正常的血压水平，避免高血压对肾脏血管的损害），健康饮食，适量饮水，避免滥用药物，限制酒精摄入，保持健康体重，适度运动，控制慢性疾病，避免过度摄入蛋白质。这些肾病的高危因素，都可以从免疫角度找到整体的解决方案，提高免疫力，达到高水平平衡，就可以全方位保护肾脏。肾衰竭的人，免疫系统都是有漏洞和弱点的，提高免疫力后，肾脏的代谢能力提高，可以促进尿酸代谢，减少痛风的发作，甚至能够改善部分人的高血压和身体的疲惫状态。即便肾功能有了问题，免疫力好了，健康就能多一份保障。

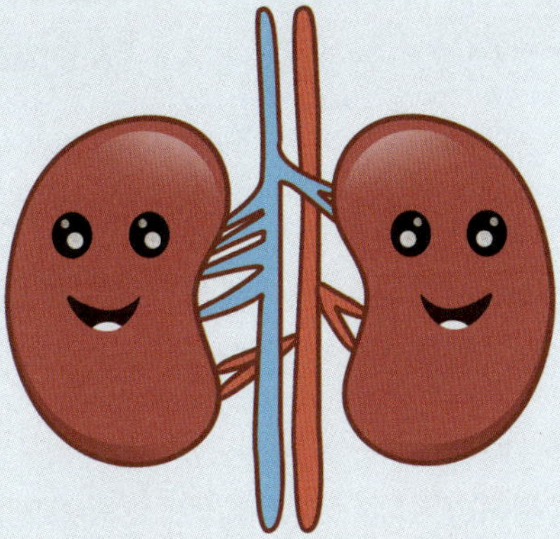

肾脏是人体的“环保体系”

（王泰超　李沁心）

三、肝脏是如何排毒的

“小心你的‘小心肝’”，这是央视四套《健康中国》栏目的一个节目主题。肝脏是人体重要的代谢器官，常言喝酒、忧郁伤肝，可不少人不喝酒就不快乐，该如何平衡？身边很多人吃着大把保肝药，喝着最贵的酒，伤着最脆弱的肝，这些认知误区普遍存在。肝脏如此重要，究竟该怎么保护？

听专家说

1. 肝脏：人体的“内务部”

肝脏是人体最大的内脏器官，位于腹部右上方，被肋骨保护。它堪称人体的“内务部”，肩负代谢、解毒、分泌胆汁、免疫、凝血、药物代谢和激素调节等重任。

经口摄入的食物、药物、保健品、酒及饮料等，由肠道吸收后，通过门静脉转运至肝脏。肝脏对这些物质进行加工、存储、解毒、消化，再输送到全身。所以，饮食不节制会加重肝脏负担，增加肝脏功能受损的风险。

2. 肝脏排出有害物质的主要方式

肝脏是人体重要的解毒器官之一，肝脏排毒的主要方式包括以下几种。

代谢转化：肝脏通过酶系统，尤其是细胞色素 P450 酶系，将许多有毒物质转化为更易溶于水的形式，以便它们可以通过尿液或胆汁排出体外。

结合反应：肝脏中的酶可以将有毒物质与某些分子（如葡萄糖醛酸、硫酸盐、谷胱甘肽等）结合，形成更易排泄的化合物。

胆汁排泄：肝脏将转化后的有毒物质通过胆汁排泄到小肠，最终通过粪便排出体外。

解毒作用：肝脏还通过解毒作用，清除血液中的细菌、病毒和其他有害物质。

免疫调节：肝脏还参与调节免疫系统，帮助身体识别和清除外来的病原体。

药物代谢：肝脏负责大多数药物的代谢，将它们转化为活性形式或将其分解，以减少不良反应和毒性。

3. 诱发肝脏损伤的因素

肝脏解毒能力下降对健康危害极大。那么，哪些因素会诱发肝脏损伤呢？长期过量饮酒会引发酒精性肝病，长期晚睡（建议晚上 11 点前入睡，否则会错过肝脏排毒时间）、长期服用药物和保健品（加重肝脏负担）、肥胖（易患脂肪肝）、自身免疫病（引发自身免疫性肝炎）等是肝脏致病因素。近年来，随着乙肝疫苗普及，乙型肝炎发病率降低，而酒精性肝病和脂肪性肝病（即脂肪肝）日益增多。这些因素致使肝脏解毒能力衰退，更多毒素进入体内，影响机体免疫细胞功能，削弱免疫细胞的作战能力。肝衰竭后，肝脏则无法维持人体正常运转，此时肝移植便成为必要选择。

大多数朋友在接受免疫细胞治疗后，酒量会有所提升。这是因为免疫力提高后，肝脏解酒能力增强，喝入的酒大约一小时就能被降解成水，所以只要慢慢喝，感觉千杯不醉，这也成为反映肝脏功能的一种方式。

肝脏中有丰富的免疫细胞，对肝脏功能至关重要。肝脏功能降低时，解酒能力下降，酒量也随之降低。经免疫健康管理后，酒量提升，意味着肝脏功能得到恢复。因此，想要呵护肝脏，维持免疫力平衡十分重要。

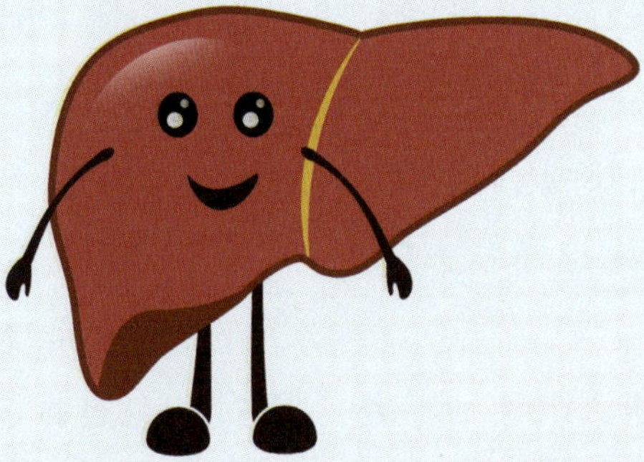

肝脏是人体王国的“内务部”，也是重要的免疫器官

（王泰超　李沁心）

四、肺是如何排毒的

肺是人体呼吸系统的关键器官，承担着气体交换的重任，吸入氧气并排出二氧化碳。在雾霾频发的年代，大量垃圾微粒被吸入，这些微粒不断刺激肺部组织，致使肺结节发病率显著升高。肺结节如同肺部遭受侵害留下的印记，既反映了肺部曾经历的不良环境挑战，也警示着未来潜在的健康风险。

听专家说

肺是人体的“海关部门”，负责直接的对外交流合作，吸入生命必需的氧气，呼出体内二氧化碳和氮气等废物。这个交换机制，是人体生存的基础。如果闭关锁国，没有了呼吸，生命就到了终点。肺是如何发挥它的主观能动性来保家卫国的？

1. 肺的功能

气体交换：肺通过呼吸作用，吸入氧气并排出二氧化碳，这是最基本的排毒方式。

黏液和纤毛的清洁作用：肺内部的气道表面覆盖着一层黏液，气道壁上的纤毛不断摆动，帮助将黏液和其中的灰尘、细菌等异物推向喉咙，最终通过咳嗽排出体外。

免疫细胞的防御作用：肺部的巨噬细胞，特别是肺泡巨噬细胞，负责吞噬和消化吸入的微小颗粒、细菌、病毒和其他有害物质。它们在肺泡中巡逻，捕捉并消灭外来的病原体。当肺部发生感染或炎症时，中性粒细胞会被招募到感染部位，通过释放酶和产生自由基来杀死病原体。

水分摄入：保持充足的水分摄入，有助于维持肺部黏液的适当湿度，使其更有效地捕捉和排出异物。

黏膜的防御作用：肺部黏膜有大量分泌型 IgA 和巨噬细胞，构成肺部免疫力的第一道防线。若侵犯持续，T 细胞、NK 细胞和免疫球蛋白会被动员，支援肺部防御。

2. 肺解毒能力下降的诱因

肺解毒能力下降可能由多种因素引起，这些因素可能损害肺的结构和功能，导致其无法有效地进行气体交换和排毒。例如，长期吸烟、空气污染、职业暴露、慢性肺部疾病、肺部感染、药物不良反应等多种因素都会导致肺功能下降。

3. 免疫管理是对肺最好的保护

很多时候，肺部的亚健康没有明确的医学体征。一个北京女孩，脸色蜡黄偏黑，从不吸烟，既往身体健康，每年体检肺部 CT 没有任何不好的提示。当她检测免疫力后，发现了免疫防线的漏洞，进行了相应的免疫细胞治疗。在没有感冒的情况下，免疫细胞治疗后出现了持续咳嗽的症状，每咳一下，都有灰色或黑色的痰咳出，整个过程持续了大概 3 周。3 周后，她的面色变得红润、有光泽，身体也倍感轻松。她感慨道，原来肺部积累了这么多痰，要不是及时进行了免疫力调节，将来一定会出现大麻烦，而传统的 CT 检查是看不出这些问题的。

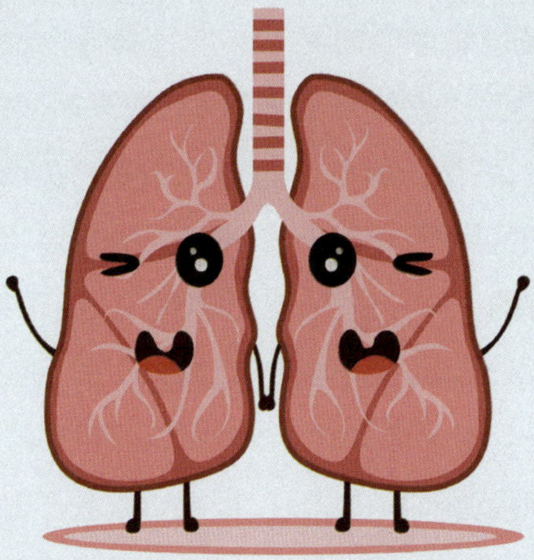

肺是人体的“海关部门”

（王泰超　米日拜班·古丽）

五、肠道是如何排毒的

肠道是人体消化系统的重要组成部分，负责食物的消化、吸收和排泄。食物从口入，从肛门出，就完成了它的使命。老话说，病从口入，讲的就是肠道的卫生和健康。这几年特别流行肠道菌群的概念，好像不吃点儿菌群就不时髦了，到底该不该吃？肠道健康到底该怎么维护？

听专家说

肠道健康这几年特别受关注。研究中提出了很多学说，比如脑 - 肠轴、肝 - 肠轴概念，还有肠道健康与皮肤、骨骼和肌肉的衰老也密切相关。肠道菌群的研究非常火热，好像不吃点儿益生菌，都对不起自己的肠子。

1. 肠道是什么样的

肠道总长度 6~7 米，其中小肠 5~6 米，大肠约 1.5 米。它具备消化、吸收、排泄、免疫及神经调节等功能，是人体重要的排毒器官，约 80% 的毒素经肠道排出。同时，肠道拥有强大的免疫屏障，其中的免疫细胞能消灭食物、水中的有害微生物，某种程度上肠道堪称免疫器官。

肠道细菌是免疫力的首道防线。人体携带超 1 000 种菌种，重约 1.5 千克，主要分布于肠道、皮肤、口腔等部位，肠道是主要定植处。李兰娟院士提出的肠道菌群 B/E 值，即双歧杆菌与肠杆菌科菌群水平的比值，可作为评估肠道定植抗力的非侵入性指标，健康人该比值大于 1。国外研究显示，长寿人群的有益菌种会增加。

2. 哪些行为会影响肠道健康

不健康的饮食习惯，如长期摄入高脂肪、高糖、低纤维的食物，可能导致肠道菌群失衡，影响肠道健康。肠道菌群失衡会导致有益菌群和有害菌群比例失调，可能导致肠道炎症和解毒能力下降，进而引起肠道的慢性炎症，如炎症性肠病。肠道的慢性炎症可能导致肠道黏膜损伤，影响肠道功能。当然药物不良反应，如抗生素可能破坏肠道菌群平衡，也会影响肠道健康。长期压力可能导致肠道功能紊乱，影响肠道的消化和排毒能力。缺乏运动可能导致肠道蠕动减缓，影响废物的排出。病毒、细菌或寄生虫感染可能导致肠道炎症和功能受损。特别是肠道和腹腔手术后的患者，肠道的黏膜屏障被破坏，肠道的免疫力出现了问题，导致术后的康复变得漫长。

3. 如何改善肠道健康

肠道健康从口开始，科学选择经口摄入的食物，比如学会挑选合适的肠道益生菌产品。益生菌、益生元、合生元和肠道代谢副产物，都能在一定程度上改善肠道功能，粪菌移植也能有效治疗某些疾病。

当然，健康的生活方式是健康管理的基石。

均衡饮食：多吃富含膳食纤维的水果、蔬菜和全谷物，促进肠道蠕动和废物排出。

补充水分：充足饮水可软化粪便，预防便秘，维护肠道排毒功能。

适量运动：常散步、游泳或练瑜伽，能增强肠道蠕动，促进消化。

远离加工食品：减少加工食品和高糖食品摄入，避免破坏肠道菌群。

合理用药：按医嘱使用阿奇霉素、阿莫西林、头孢曲松等药物，必要时寻求替代方案。

（王泰超　米日拜班·古丽）

第七节 抗生素和免疫力的相爱相杀

一、抗生素会破坏免疫力吗

抗生素是一类能够抑制或杀灭细菌的药物，对于治疗由细菌引起的感染性疾病具有显著疗效。抗生素通过杀灭或抑制细菌，可以有效减轻炎症和感染症状，从而在某种程度上保护免疫力。然而抗生素的不当使用，如滥用、过量或长期使用，可能会对免疫系统产生负面影响。

听专家说

医院内感染的情况日益增多，所用的抗生素也越来越高级。然而，现实却像打游戏升级一样，总有超级细菌或耐药菌出现，给治疗带来更大的挑战。在感染的情况下，无论细菌、病毒还是真菌感染，患者往往都存在着免疫力低下的情况，有时甚至先存在免疫力降低，然后才出现感染。针对这些病原体的治疗，需要抗生素的主动进攻。但是针对整体身体的康复，还需要免疫力的平衡。一攻一守，攻防结合，才是战胜感染的根本思路。

1. 抗生素的作用机制

抗生素主要通过干扰细菌的细胞壁合成、细胞膜通透性、蛋白质合成或核酸复制等机制来杀灭或抑制细菌。抗生素本身并不直接作用于人体的免疫系统，而是针对细菌进行作用，因此抗生素本身并不会降低免疫力。细菌感染时，合理、及时地使用抗生素，可以迅速控制感染，减轻炎症反应，从而避免免疫系统因长时间抗感染而过度消耗，有助于保护免疫力。

2. 长期使用抗生素会造成哪些危害

然而，长期、滥用或误用抗生素可能破坏肠道菌群平衡，而肠道菌群是维持机体免疫力的重要内环境之一。临床上，长期应用抗生素所引起的抗生素相关性腹泻较常见。肠道菌群紊乱可能间接影响免疫系统的正常功能，导致免疫力下降。此外，滥用抗生素还可能增加耐药菌株的出现，使得未来治疗感染变得更加困难。

不论面对细菌、病毒还是真菌感染，提高免疫力都是首先要考虑的问题。面对病毒时，免疫力高水平且平衡的人群更不容易感染。而细菌感染严重的人群，往往会出现免疫力低下，因此针对细菌的及时治疗有助于恢复免疫力。抗生素本身不会直接破坏免疫力，但不当使用可能会对免疫系统产生不利影响。因此，合理使用抗生素、维护肠道菌群平衡、增强自身免疫力和预防感染是保护免疫力的关键措施。

应在医生指导下合理使用抗生素，遵循医嘱的剂量和疗程，避免滥用或误用。在使用抗生素的同时，可以考虑适当补充益生菌或食用富含益生菌的食物等，以维护肠道菌群平衡。另外，适当补充提高免疫力的产品也会实现攻守平衡，治疗的效果会迅速得到验证。

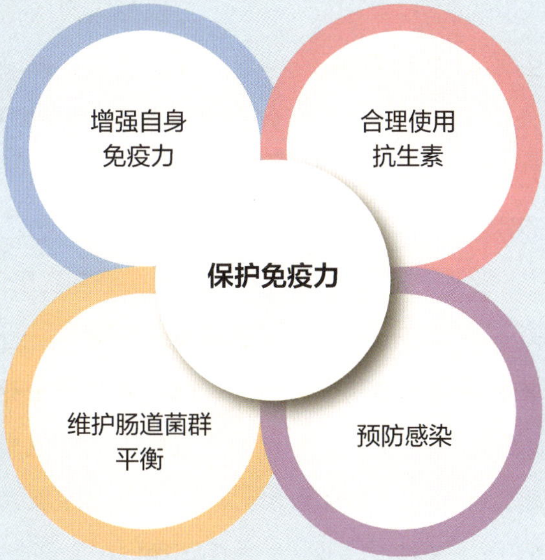

增强自身免疫力，合理使用抗生素

（张雅薇）

二、滥用抗生素后患无穷

抗生素的发现无疑是医学史上的一座里程碑，对治疗细菌引起的各种感染性疾病起到了不可或缺的作用。然而，随着抗生素的广泛应用，滥用抗生素所产生的问题也日益凸显，这不仅可能导致治疗失败，还会引发耐药性产生等一系列严重后果，对个人健康和公共卫生构成巨大威胁。那么，滥用抗生素究竟会带来哪些危害呢？

听专家说

任何药物的使用都应适度，一旦超过必要的限度，就可能带来不良后果。抗生素作为医疗利器，若天天应用，或不对症应用，便是抗生素滥用，后果一定是非常严重的。

1. 滥用抗生素对个体健康的影响

药物不良反应增加：滥用抗生素易引发胃肠道功能紊乱、皮疹、肝肾功能受损等不良反应，严重时可致过敏性休克，危及生命。

耐药性的产生和播散：长期过量使用抗生素，会促使细菌基因突变产生耐药性，导致抗生素失效。耐药菌还能通过 R 质粒在不同菌种间传播，给感染控制带来困难。

肠道菌群失调：抗生素在杀灭致病菌时，也会破坏肠道有益菌群，引发腹泻、便秘等消化系统问题，影响免疫系统功能。

二次感染风险增加：滥用抗生素会破坏微生态平衡，使被抑制的病原体趁机繁殖，尤其是真菌感染发病率上升，因为抗生素对真菌抑制作用弱。

2. 滥用抗生素对公共卫生和生态环境的影响

威胁公共卫生安全：细菌耐药性的产生和传播不仅影响个体治疗，还可能对公共卫生安全构成严重威胁。目前临床已经出现多重耐药甚至全耐药菌株，即细菌对目前所有可用的抗生素均耐药。超级耐药菌的出现和播散给全球公共卫生安全带来巨大挑战。

污染环境：中国是抗生素使用大国，抗生素不仅大量用于人类医疗，还作为促生长剂广泛用于养殖业。由于抗生素的显著疗效和广泛应用，滥用现象普遍存在。抗生素通过废水排放、雨水冲刷等方式进入水体，同时土壤中的抗生素残留会抑制有益微生物的生长，破坏水和土壤生态平衡。抗生素滥用导致的环境污染还会加剧细菌耐药性的产生与传播。这些耐药菌不仅会在细菌之间传播耐药基因，还可能通过食物链、水循环等途径进入人体或动物体内，造成更严重的健康威胁。

滥用抗生素，本质是忽视了机体免疫力。与其病后乱用药，不如提前管理免疫力，降低感染风险，尤其是病毒、真菌、结核感染，和免疫力密切相关。使用抗生素，应严格遵医嘱，按时按量用完疗程，勿自行买药。日常可通过健康的生活方式增强免疫力，减少感染。出现症状及时就医，主动告知医生个人情况，避免误诊。此外，还应关注抗生素耐药问题，积极参与宣传，支持合理用药政策。

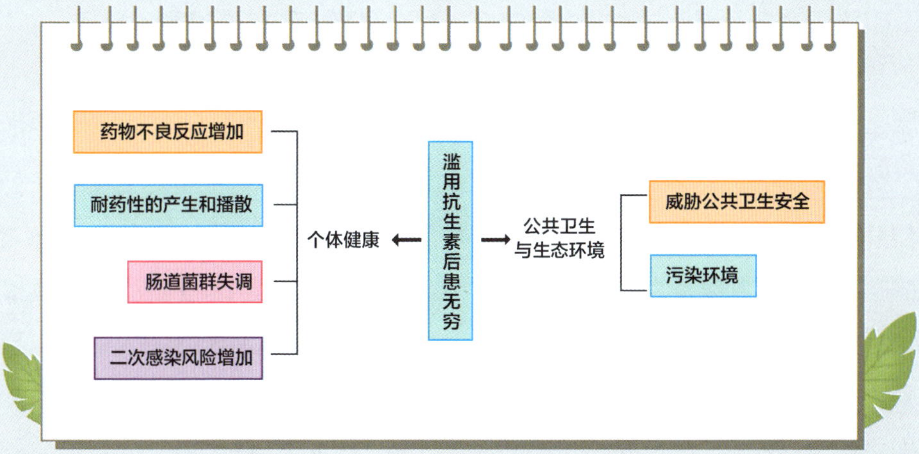

滥用抗生素后患无穷

（张雅薇）

三、抗生素——抗感染的双刃剑

抗生素是一类能够抑制或杀灭细菌等微生物的药物，主要用于治疗由细菌引起的感染。然而，抗生素并非万能药，其使用需严格遵循科学原则，避免耐药性的产生和其他不良后果。很多人把抗生素当作灵丹妙药，一旦出现发热症状，就立刻吃抗生素，这种做法对不对呢？

听专家说

近年来，传染病频发，很多孩子和老人一年内多次出现发热症状。在缺乏化验诊断的情况下，很难判断感染原因，此时盲目使用抗生素是不科学的。

1. 抗生素主要对细菌感染有效

抗生素在治疗某些由敏感细菌引起的感染时最为有效，而对于病毒感染、真菌感染等其他类型的感染则无效。抗生素无法治疗由病毒引起的疾病，如咽喉炎（除非由链球菌引起的咽喉炎）、流感以及大多数支气管炎（大气道炎症）等。大部分病毒性感染为自限性疾病，通常无需医疗干预即可自愈，或者需要抗病毒药物或其他形式的治疗。

使用抗生素前，需明确病原体类型和感染程度，防止误用。不同抗生素抗菌谱有别，应依据细菌培养和药敏试验结果选用。使用时要保证剂量和疗程足够，即便症状好转，也应按处方天数服完，彻底杀灭细菌，预防复发和耐药。频繁或不必要使用抗生素易引发耐药，所以仅在必要时服用。

2. 抗生素的过度使用

抗生素滥用导致的耐药问题已成为全球医疗难题，被世界卫生组织列为 21 世纪人类主要公共卫生威胁之一。2019 年，全球约 127 万人直接死于抗生素耐药，495 万人的死亡与之相关。当年，抗生素耐药直接致死人数与艾滋病、疟疾致死人数的总和相当，是全球第三大死因，仅次于缺血性心脏病和脑卒中。世界正步入后抗生素时代，若不遏制耐药问题，人类将面临无药可用的困境。

临床上，超级耐药菌不断涌现，这是细菌在与抗生素斗争中进化的结果。人体是一个微生物生态群落，应追求机体整体健康，而非一味消灭细菌，“不干不净，吃了没病”就蕴含此道理。

3. 特定人群在使用抗生素时也存在一定的禁忌

锋利的剑既能杀敌，也可能误伤自己。抗生素对大多数人来说是安全有效的，但有时也可能引起不良反应，如皮疹、恶心、腹泻、酵母菌感染等。此外，有些人在服用抗生素后会出现过敏症状。如果在服用抗生素后出现严重过敏反应，如呼吸困难、舌头或喉咙肿胀、头晕或晕厥，请立即就医处理。

治疗儿童感染者时，喹诺酮类药物一般禁用。因为这类药物可能会影响骨骼和软骨的发育，长期使用可能导致骨骼和软骨发育停止，对身体发育有害。同时，喹诺酮类药物还可能对中枢神经系统、消化系统产生一定不良反应，不利于儿童身体健康。此外，肝肾功能不全的患者因抗生素排泄能力下降，会导致药物在体内蓄积，进而增加毒性反应的风险。因此，这类患者在使用抗生素时，需特别注意药物选择与剂量调整。

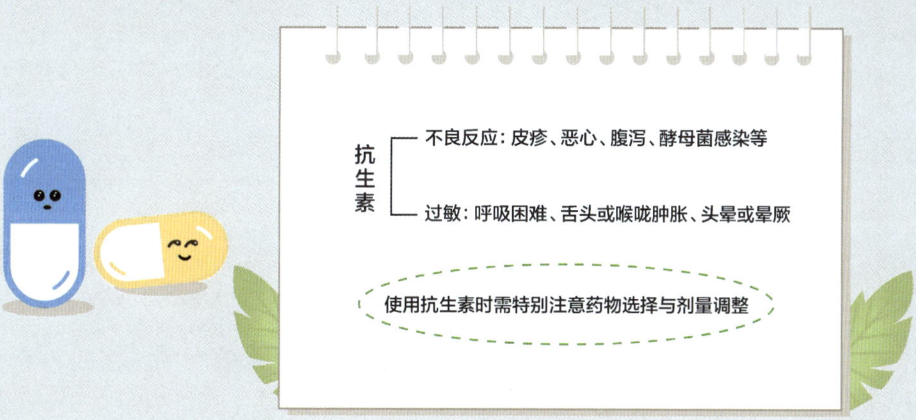

抗生素使用需听从医生建议

（张雅薇）

第四章

改善免疫力全攻略

第一节 呵护免疫力，从我做起

一、吸烟、饮酒影响免疫力吗

有人觉得吸烟、饮酒稀松平常，秉持无烟无酒不欢的观点，甚至认为心情好就能延年益寿，还声称吸烟、饮酒可消毒杀菌、抵御疾病，生活中也能看到胸外科医生吸烟、肝胆科医生饮酒的情况。但世界卫生组织及众多教科书明确指出，吸烟有害健康、饮酒对健康无益。那么，吸烟、饮酒是怎么影响健康的？

听专家说

1. 吸烟、饮酒会影响免疫系统，削弱机体抗病能力

烟草中的有害化学物质，如尼古丁和焦油，会降低中性粒细胞的吞噬功能和趋化性，减弱巨噬细胞对病原体的清除能力，影响淋巴细胞的正常增殖和抗体生成等；过量饮酒则损伤肝脏，引起免疫细胞功能紊乱，抗感染能力下降。而这些免疫细胞的数量和功能又和机体的免疫力密切相关，如果机体的免疫平衡被打破，就会导致疾病易感性增加或多种健康问题的发生。

2. 吸烟、饮酒会导致机体的长期慢性低度炎症反应，削弱免疫系统的功能

首先，吸烟时吸入的烟雾，会直接刺激呼吸道上皮细胞，促使它们释放促进炎症反应的多种细胞因子。其次，烟雾中的氧化应激物质会损伤细胞，导致自由基生成，进一步引发炎症反应。吸烟还会激活免疫系统中的中性粒细胞和巨噬细胞，使它们释放更多的炎症介质。而过量饮酒则通过损伤肝细胞和胃肠屏障，导致内毒素释放，激活全身性炎症反应。此外，长期吸烟和过量饮酒会导致机体的慢性低度炎症反应，扰乱正常的免疫调节机制，进而引发全身性炎症反应。

3. 吸烟会增加呼吸道疾病的易感性

吸烟增加呼吸道疾病的易感性可通过多种机制实现。首先，烟雾中的有害物质可损伤呼吸道黏膜，削弱其屏障功能。其次，吸烟引起的慢性炎症反应导致呼吸道免疫细胞功能异常，削弱抗感染能力。最后，吸烟干扰纤毛运动，降低黏液清除效率，增加病原体在呼吸道内积聚。综合这些因素，吸烟者更易患上呼吸道感染、慢性支气管炎和慢性阻塞性肺疾病等。

4. 过量饮酒会影响机体对营养素的吸收

良好的营养有助于提供适宜能量和维持身体结构和功能，然而，许多过量饮酒者往往摄入的食物无法满足其机体对碳水化合物、蛋白质、脂肪、维生素和矿物质的需要量。此外，酒精本身会通过影响营养物质的消化、储存、利用和排泄来干扰营养过程，例如酒精可损伤胃肠道黏膜的正常结构和功能，并损伤胰腺和肝脏，进而影响机体对多种营养素的消化和吸收，而这些营养素对于维持免疫系统的正常功能至关重要。

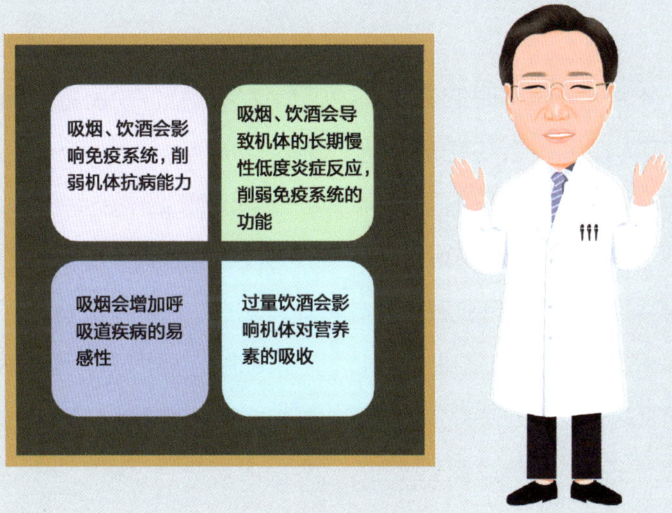

吸烟、饮酒影响免疫系统

（杨宇祥）

二、熬夜影响免疫力吗

很多人喜欢熬夜追剧、玩手机，有些人喜欢在夜深人静的时候思考，还有一些人因为工作性质而不得不熬夜，如值夜班的医护人员、熬夜加班的工人等，熬夜已成为现代人的生活常态。那么，这些人的健康状况到底如何？熬夜有哪些危害？

听 专家说

1. 熬夜对免疫力产生负面影响

长期熬夜会扰乱生物钟，破坏免疫系统的正常运作。免疫系统依赖规律作息维持平衡，熬夜则会削弱身体防御能力，增加患病风险。因此，保持良好睡眠习惯对免疫系统健康至关重要。

熬夜干扰身体 24 小时的生物节律，进而直接影响免疫系统功能。比如淋巴细胞，作为免疫系统的重要组成部分，在抵御感染中发挥关键作用。然而，熬夜会导致淋巴细胞数量减少，尤其是 NK 细胞和 $CD4^+$ T 细胞，长期熬夜会显著降低这类细胞的数量与比例。曾有一名 20 岁的女孩因熬夜学习，一个学期下来 NK 细胞数量减少了 1/3，还诱发了哮喘，可见长期熬夜易致疾病高发。

熬夜还会干扰激素分泌。褪黑素在夜间分泌，既能调节睡眠，又有抗氧化和抗炎作用，有助于增强免疫系统功能。但熬夜会抑制其分泌，削弱免疫系统功能。同时，熬夜会使压力激素皮质醇水平升高，皮质醇长期处于高水平会抑制免疫，让身体更易受感染。

深度睡眠对免疫系统功能的维持极为重要，它能促进 T 细胞产生并提升其功能，T 细胞负责识别和攻击被感染细胞与癌细胞。但熬夜会减少深度睡眠时间，降低 T 细胞活性，削弱免疫反应。并且，深度睡眠也是脑部排毒的时段，长期熬夜影响脑部排毒，会引发更多健康问题。

此外，熬夜还会引发心血管疾病、代谢紊乱、情绪波动等健康问题，这些间接影响免疫系统功能，使身体处于亚健康状态，更易受病原体侵袭。

2. 重视睡眠，改善免疫力

22 岁的小胡，平时打电竞游戏比较多，经常熬夜到清晨五六点。这样的熬夜差不多持续了一年。在一年半以前，小胡的腹股沟就出现了一处肿块。最近一段时间，肿块越长越大，足有一个拳头大小，他这才想到来医院就诊。随后，他被确诊为恶性淋巴瘤。主治医生说，小胡的情况并非个例。

医生提醒，熬夜危害健康。睡眠不足会致使免疫系统无法修复，身体持续应激，器官受损，可能诱发严重疾病甚至恶性肿瘤。古人倡导睡子午觉，深谙睡眠规律。午夜 12 点后入睡就算熬夜，建议成年人每晚 11 点前入睡，保证至少 5 小时高质量深度睡眠，以维护健康。

失眠或熬夜的人群，即使完成了睡眠的时长，但是并没有进入快速排毒的自我修复状态，因此身体还是会受到伤害。

睡眠欠佳的人免疫力低，而改善睡眠能有效提高免疫力。在医生指导下适当使用安眠药物，也是改善睡眠的有效途径。睡眠好了，免疫力自然会逐步提升。通过优质睡眠增强免疫力、促进健康，堪称最经济的养生之道。

（唐晓昱　蔡　振）

三、免疫力能吃出来吗

吃喝玩乐是人生大事，“民以食为天”更凸显了吃的重要性。那么，健康和免疫力能靠吃来提升吗？答案是肯定的。合理饮食能提供必要营养素，支持免疫系统正常运作。像维生素、矿物质和抗氧化剂等，对免疫细胞的生成和功能至关重要。均衡膳食有助于维持和增强免疫力，让身体更好地抵御疾病。但也有人因饮食不当，损害了自身健康。

听专家说

1. 不同的营养素在增强免疫力方面扮演着重要角色

维生素 C、维生素 D 及锌和铁等微量元素对免疫细胞的生成和功能至关重要。例如，维生素 C 是一种强效抗氧化剂，可以保护免疫细胞免受自由基的损伤，促进淋巴细胞的生成；维生素 D 则有助于调节免疫系统，增强抗感染能力。

摄入多样化的饮食可以确保获得全面的营养素。富含蔬菜、水果、全谷物、瘦肉和鱼类的饮食可以提供充足的维生素、矿物质和抗氧化剂。例如，鱼类中的 ω-3 脂肪酸具有抗炎作用，有助于维持免疫系统的平衡。水果和蔬菜中富含的抗氧化剂如维生素 C、维生素 E 和 β- 胡萝卜素，能够保护免疫细胞免受自由基的损伤，增强其功能。

2. 肠道微生态平衡对免疫力很重要

肠道是人体最大的免疫器官。肠道微生态平衡对免疫力有重要影响。益生菌可以通过调节肠道菌群促进肠道健康，进而增强免疫力。适当地补充益生菌产品对提高免疫力也是有帮助的。

不过身边有很多减肥的朋友严格控制饮食，不仅摄入的能量不够，摄入的营养不全，摄入的营养素也是有偏颇的，因此导致了严重的免疫失衡，发生皮炎、过敏、湿疹、情绪抑郁或其他方面的异常改变。一些长期辟谷或者单一饮食的朋友，免疫力的健康堪忧。

中国台湾某歌手形象青春靓丽，歌声甜美，但刚出道时上镜显胖，这令她非常苦恼。于是素食成了她餐桌上的主旋律，平日里靠吃白水煮青菜充饥。最初的一个月内，接连两次因为肠胃不适挂急诊求医。身材虽然瘦下去了，可疾病却随之而来。

营养科专家认为，一味食素不符合生理学和营养学原理。营养是人体健康长寿的物质基础，营养质量的好坏和数量的多少，直接影响到人体健康、抗病能力和寿命的长短。从营养学的角度来看，素食和动物性食物都可以提供丰富的营养成分，但素食在营养成分方面有一些缺陷，如素食中所含的蛋白质属于不完全蛋白质，不能提供人体所需的所有氨基酸，营养价值就低一些。长期不吃动物蛋白会造成免疫力下降，引发健康危机。

吃出健康并不难，关键要吃得明白。首先，饮食应多样化，确保摄入各类维生素与矿物质，维持营养均衡。其次，适当补充益生菌产品，维护肠道菌群平衡，筑牢免疫力防线。最后，依据免疫力检测结果，针对性地补充食品与健康产品，精准填补免疫防线的漏洞，构建高水平的免疫平衡。

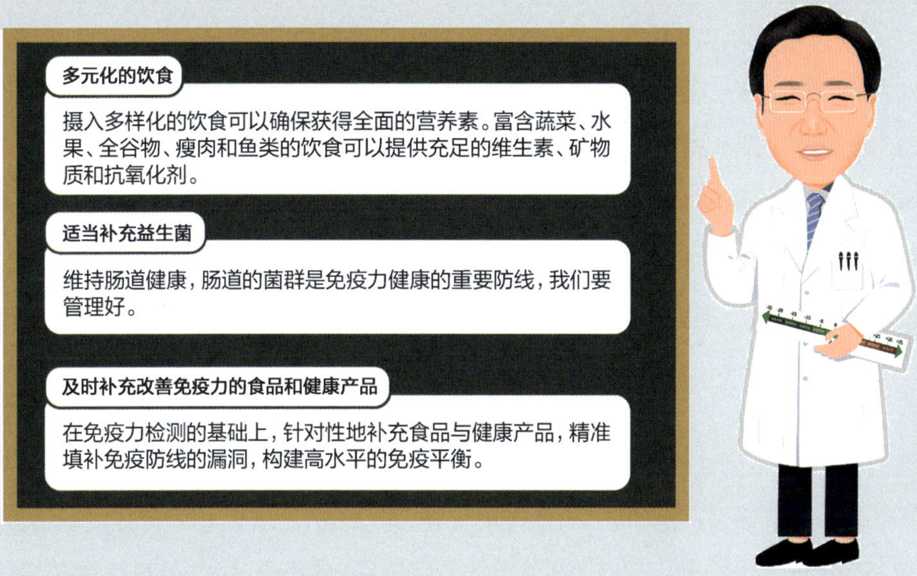

多元化饮食可以维持免疫平衡

（唐晓昱　杨　龙）

四、免疫力会越补越高吗

常听人说要增强免疫力，可免疫力真是越高越好吗？其实不然，免疫系统需维持平衡，过度增强易引发免疫失调，导致自身免疫病或过敏。合理营养对维持正常免疫功能至关重要，过度补充则适得其反。那么，如何科学调节免疫力，使其更健康呢？

听专家说

1. 免疫力需要处于平衡状态

人自出生便具备免疫力，免疫系统是健康成长的关键。免疫反应过高或过低都有损健康：免疫过强，免疫系统会攻击自身组织，引发类风湿关节炎、红斑狼疮等自身免疫病；免疫过低，则难以抵御外界病原体，增加感染和患癌风险。所以，正常免疫力是一种高水平的阴阳平衡状态。

免疫力不仅受内分泌激素影响，还与精神心理压力、生活方式密切相关。学习和工作中的压力会给免疫防线带来冲击，长此以往，防线易出现漏洞。若不及时检测和管理，健康风险将不断上升。

2. 营养补充需要适合身体需要

适当补充营养对免疫系统有益，但过量摄入部分营养素会产生负面影响。比如，适量摄入维生素C和锌能增强免疫力，过量则可能导致胃肠不适甚至中毒；过量摄入维生素A还可能引发肝损伤。所以，补充营养素需遵循科学建议，避免过度。

生活方式对免疫力也至关重要。良好作息、适度运动和心理健康是维持免疫系统平衡的关键。长期熬夜、压力过大和缺乏运动均会削弱免疫力，适度锻炼和充足睡眠则有助于增强免疫功能。保持健康的生活方式比单纯依赖营养补充更有效。

在现代社会，不少人依赖保健品改善免疫力。但过度服用保健品反而有害。许多保健品中维生素和矿物质的含量较高，长期大量服用易造成营养过剩，打破身体平衡。而且大多数保健品并未经过严格的免疫力验证，吃多了无益于健康。只有经过验证的保健品，才真正有助于调节免疫力。需牢记，合理饮食与健康的生活方式才是增强免疫力的根本，而非单纯依赖保健品。

9岁的成都男孩浩浩遇到了这个年龄和性别不该有的尴尬，他的胸部竟然开始发育了。经医生诊断，孩子是因为吃了过量含有激素的保健品才出现这种情况。

与浩浩相似，6岁的天津孩子林林因为尿急、尿频住院治疗，医生诊断为高钙尿症导致的尿路感染。林林的父母说，孩子每天都吃从国外买来的补钙产品。医生评估后认为，林林的高钙尿症是钙摄入量过多导致的。长期高钙会影响铁、锌等微量元素吸收，造成免疫力低下、贫血、厌食等。

儿科医生指出，滥用保健品致儿童身体损伤的就医案例频发。不少家长因担心孩子营养不足或想提高其免疫力，就让孩子服用保健品，有的长期服用一种，有的甚至同时吃多种。实际上，饮食合理、发育正常的孩子无须额外服用保健品。过量摄入维生素、微量元素等则会产生不良反应，部分保健品含激素，过量服用不利于孩子的成长。

免疫力检测如同为身体防御功能做检查，免疫管理则是维持身体健康的日常养护。大多数人出生时，身体各项功能都处于优良状态，就像性能卓越的跑车。然而在生活中，人们长期承受高强度的工作压力，或有不良的饮食习惯和不规律的作息，这些持续透支着身体。经过四五十年的消耗，身体器官和免疫系统不可避免地出现功能衰退、调节失衡等问题。如果忽视这些健康隐患，不及时进行免疫力检测与管理，微小的健康问题就可能逐渐发展成严重疾病，威胁生命。因此，定期进行免疫力检测，科学管理免疫力，是保障身体健康、预防疾病的重要举措。你的健康防护是否做到位了呢？

（唐晓昱）

五、微量元素有调节免疫力的作用吗

在西方超市，含各类微量元素和营养素的产品琳琅满目，不少人将补充它们视为日常饮食的一部分，成为生活标配。那么，补充微量元素能提高免疫力吗？若有作用，是否补得越多越好？

听专家说

微量元素在增强免疫力方面扮演着关键角色。它们是免疫系统正常运行所必需的营养素，对免疫细胞的生成和功能至关重要。合理摄入微量元素可以显著提升身体的免疫力，帮助抵御疾病和感染。

1. 锌是免疫系统功能的重要调节剂

锌参与白细胞的生成，保障其功能正常发挥，对T细胞和B细胞的影响尤为突出。锌不足会导致免疫细胞功能下降，使身体更容易发生感染。研究表明，补充锌可以增强免疫功能，加速伤口愈合，提高抗感染能力。富含锌的食物包括牛肉、鸡肉、坚果和豆类等。

2. 铁是血红蛋白的主要成分，负责将氧气输送到全身各组织器官

免疫细胞的功能依赖于充足的氧气供应，铁不足会导致贫血，削弱免疫反应。适量补充铁可以增强免疫细胞的活力，提高抗病能力。红肉、绿叶蔬菜和豆类是良好的铁来源。

3. 硒是一种强效的抗氧化剂，能保护免疫细胞免受氧化应激的损伤

硒还可以调节免疫反应，增强身体对病毒和细菌的抵抗力。研究发现，硒的适量摄入可以降低感染风险，有助于维持免疫系统的正常功能。富含硒的食物包括巴西坚果、海鲜和全谷物。

4. 铜是许多酶的组成部分，这些酶在免疫反应中发挥重要作用

铜参与白细胞的生成和功能调节，缺乏铜会导致免疫功能低下，适量补充铜有助于维持免疫系统的正常功能。动物肝脏、贝类和坚果是铜的良好来源。

一名4个月大的纯母乳喂养的早产儿，脸部和肛门-生殖器区域出现红斑，伴有易怒和腹泻症状。医院检查发现是金黄色葡萄球菌感染，但常规治疗无效。医生怀疑缺锌，改用口服硫酸锌，10天后皮疹消退。经实验室检查发现，患儿血液中锌含量<2μmol/L（正常范围11~19μmol/L），

其母亲血液和母乳中的锌含量也低至10μmol/L。

儿科医生指出，新生儿缺锌会表现为精神萎靡、食欲下降、发育迟缓、体重不增，皮肤和黏膜损害，如四肢、肛门、会阴等部位出现红斑、疱疹，还可能伴有口炎、腹泻、脱发和创口愈合延迟。一旦发现新生儿有缺锌症状，应立即口服硫酸锌补充，直至断奶。

增强免疫力，保证微量元素摄入至关重要。均衡饮食，多吃富含锌、铁、硒和铜的食物，有助于维持免疫系统的健康。同时，要避免微量元素摄入过量，以免损害健康。合理膳食是增强免疫力的关键，定期检测体内微量元素和维生素，根据结果针对性补充，才是正确的健康之道。

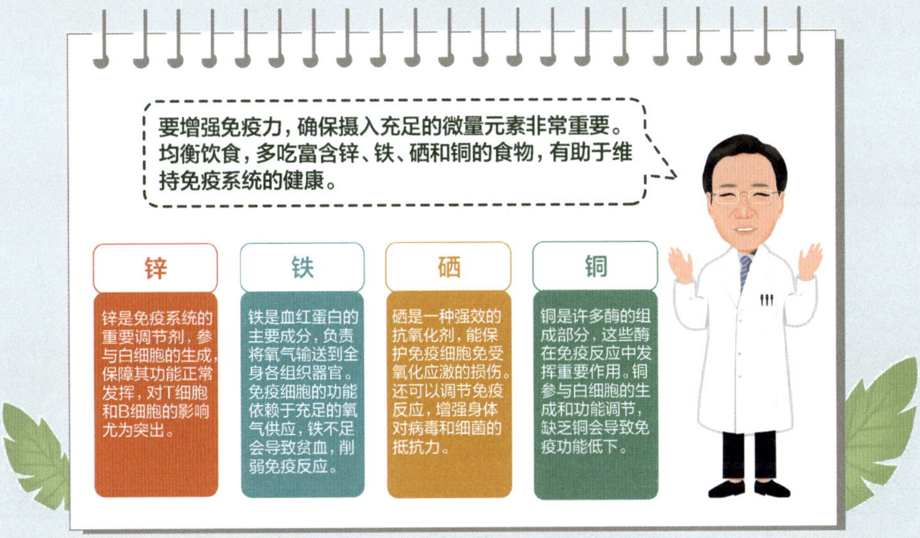

充足微量元素可以增强免疫力

（唐晓昱）

第二节 外部助力，改善免疫力

一、免疫调节产品都有什么

都说要改善免疫力，到底如何改善？有没有一些产品可以实现免疫力的快速改善呢？最近几年，很多免疫调节药物、免疫保健品、中药和功能食品在市场上大行其道。到底有没有用？如何选择适合自己的免疫产品，还是一个令人头疼的事情呢！

听专家说

免疫力的健康关键在于平衡，类似中医的阴阳平衡。人体需要的是平衡的免疫力，并非免疫力越高越好，实现高水平的动态平衡才是免疫管理的根本。

现实中，大多数免疫失衡是由于免疫细胞中一个或几个细胞亚群降低，其他功能相关细胞亚群代偿性激活。调理时，补充低下的细胞亚群，代偿性激活的细胞亚群会自动调节，从而实现平衡。因此，提高某些细胞亚群的数量和免疫能力是相对正确的选择。

1. 免疫调节药物

免疫调节药物是用于调节免疫系统功能、治疗疾病的药物。它们通过抑制或增强免疫细胞活性来调节免疫反应，如胸腺肽能刺激 T 细胞释放，免疫球蛋白可提升机体抗感染和抗肿瘤能力，他克莫司等免疫抑制剂能抑制 T 细胞激活，激素则全面抑制免疫细胞的激活状态。此外，细胞因子抗体能特异性阻断某些激活的免疫反应，实现疾病治疗。使用这类药物务必遵循医嘱，且在免疫力检测结果的指导下选择，才能更加精准。

2. 免疫保健品

免疫保健品是一类含有营养物质、植物提取物等成分的产品，宣称可以增强免疫系统功能，提高机体的抵抗力。一些免疫保健品中含有维生素、矿物质、抗氧化剂等营养物质，这些成分在适当剂量下可以支持免疫系统的正常功能。然而，需要注意的是，免疫保健品的功效和安全性需要进一步科学研究来证明。

3. 中药

中药在中医治疗中常被用于调节免疫系统，像黄芪、党参等有增强免疫、抗炎、抗氧化作用。但中药的疗效和安全性需科学研究与临床验证。免疫力类似阳气，所以温补阳气的方案，包括针灸，都能提高免疫力。

4. 功能食品

功能食品是指具有特定功能的食品，包括增强免疫系统功能的食品。一些功能食品中含有维生素、矿物质、益生菌等成分，这些成分在适当剂量下可以对免疫系统产生积极的影响。例如，蓝莓、鳄梨、酸奶等食物中的营养物质可以提供抗氧化剂、益生菌等，有助于增强免疫系统的功能。

市面上几乎所有保健品和功能食品都号称能改善免疫力，但真假难辨。许多知名品牌的产品，消费者购买食用后，并未获得实际保健效果。那么，该如何挑选合适的保健产品呢？李先亮教授正在开展相关产品的免疫力验证工作，只有通过验证，真正具备调节免疫力功效的产品，才值得使用。

不同的免疫调节产品，对免疫细胞亚群的调节作用各异，因而适用人群也不同。就像口渴时给馒头，饥饿时给水，显然不合适。所以，免疫力测评以及产品功效测评至关重要。依据测评结果，在医生的指导下有针对性地管理免疫力，才能事半功倍，保障健康。

（朱继巧）

二、中医药对免疫系统功能有帮助吗

中医药是中华民族的瑰宝，在医疗领域一直发挥着重要作用。很多人通过中医药调理身体，取得了良好的保健和治疗效果。然而，也有人认为中医药缺乏量化和数字化，难以准确判断功效。面对各种中医药宣传，人们往往难以客观判断。那么，中医药究竟能否改善免疫力或调节免疫？

听专家说

1. 中医药是中华民族的瑰宝

中医药的重要作用不言而喻，它是祖先在长期与自然交流中总结出的规律，经实践验证后传承发展，其有效性也在不断被证实。用现代医学或所谓科学评判中医药的价值并不恰当。

人体免疫系统与生俱来的免疫效应与调节的平衡，类似中医的阴阳平衡，免疫自愈力类似中医阳气，防御能力类似中医卫气。西医中免疫力衰竭导致的死亡、恶病质状态，在中医里是阳气绝的表现。所以，中医“补气”近乎“提升免疫力”，温补阳气的中药能调节免疫。从免疫力角度看，中医更早洞察了健康的奥秘。

2. 中药能够调节免疫细胞的活性

某些中药能够激活巨噬细胞、T细胞和B细胞等免疫细胞，增强它们的吞噬功能和抗原识别能力，从而增强机体的免疫反应。中药还能够调节免疫因子的分泌。这些免疫因子包括抗体、干扰素等，它们在免疫过程中发挥着重要作用。中药通过影响这些因子的分泌，可以调整免疫反应的强度和方向，达到治疗疾病的目的。此外，中药还能够抑制过度的免疫反应。中药中的一些活性成分具有抗氧化、抗炎等作用，能够减轻机体的氧化应激和炎症反应，减少过度的免疫反应对机体的伤害。

举一个肺炎的例子，有一个男性患者，在得了肺炎后总是感觉乏力、气短，稍一活动就疲惫不堪，时常感冒咳嗽，生活及工作都受到很大影响。在经过补中益气治疗（主要药物有黄芪、人参、白术、甘草等）后，精力、体力有了很大的提升，终于恢复了正常的生活和工作。

3. 中药在免疫调节中的应用

有一位年轻的女性肿瘤患者，因为原发灶比较大，没有手术机会，只能先进行化疗。在化疗一个疗程后，她就出现了严重的恶心呕吐、血象（红细胞、白细胞、血小板等）降低、虚弱乏力等症状，不得不暂停化疗。在接受中药治疗后，这些症状很快得到控制，能吃能睡，脸色红润，很顺利地完成了全部疗程的化疗，并且因为病灶缩小，符合手术指征，得到了手术的机会，又顺利地完成了根治手术。最后达到了临床治愈。

从深层机制来看，中药的免疫调节作用与其整体观念和辨证论治的原则密不可分。中药通常根据患者的体质、病情等因素进行个性化配伍，旨在调整机体的阴阳气血。对免疫状态既可以上调也可以下调，“补不足，泻有余”双向调节，从而起到恢复阴阳平衡的作用，最终达到治疗疾病的目的。这种综合调理的方式使得中药在免疫调节方面具有独特的优势。

中医理念与免疫调节机制高度契合。概念上，“阳气”在很大程度上可对应“免疫力”；机制中，免疫系统活化及免疫细胞数量是“气”的部分内涵；诊断时，“气虚”近乎等同于“免疫力低”；治疗上，“补气”能直接提升免疫力。这种高度契合在中西医结合领域颇为少见，预示免疫领域中西医结合前景广阔。

免疫与中医结合大有可为。临床诊疗中，应将免疫力检测与中医传统理法方药相结合，经大规模验证，建立两者间的证据链接，使西医诊疗更具针对性、个性化，中医诊疗更有据可依、更客观。在大健康领域，借助免疫力检测评估，西医能真正实现“治未病”，达成更契合中医理念、更精准的健康管理。在科研领域，通过免疫力量化评估，构建中医量化机制，助力中医科学化目标的实现，让中医这一伟大传承在新时代焕发光彩。

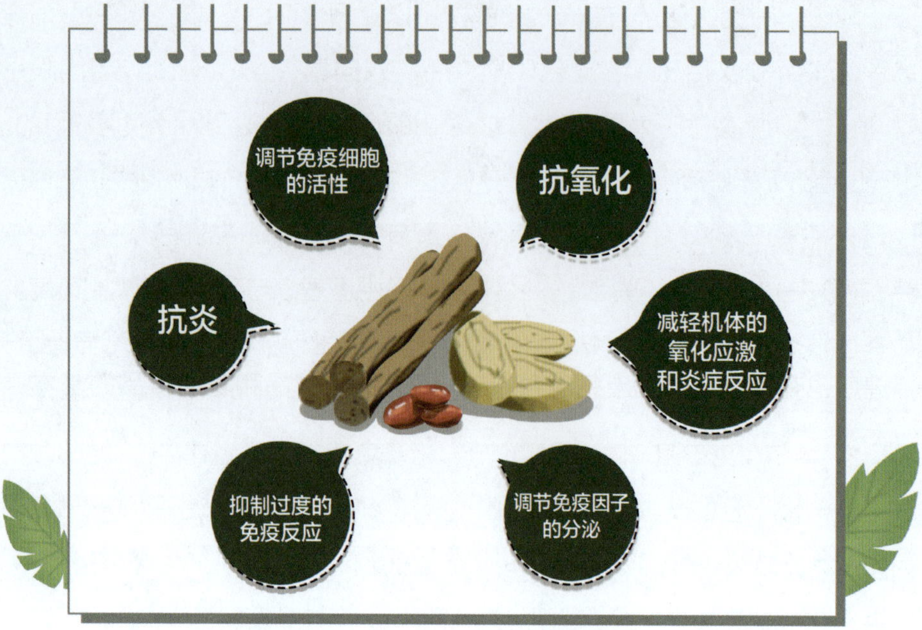

中药对免疫系统功能有帮助

（田 浩）

三、保健品和功能食品对免疫系统有作用吗

在欧美国家，康养产业最大的一个特点就是保健品大行其道。欧美的超市里，一定有个专区卖各种保健品，看起来眼花缭乱。只要走进去，不管有病没病，都可能会找到想选的产品。这些保健品作为日常膳食的补充，有那么大的帮助吗？长期大量食用保健品对不对？食用保健品能够调节免疫力吗？

听专家说

人生快乐的事情就是吃喝玩乐，顺便干点工作。老祖宗也说“民以食为天”，其实也说明只要吃对了，人生的健康也有保障了。吃出免疫力，是可行的。但是如何吃，怎么选择对的产品，还是有学问的。

1. 保健品和功能食品对免疫系统有一定作用

某些保健品和功能食品对免疫系统确实具有一定的作用，其通过提供身体所需的营养成分和功能性成分，能够增强人体的抵抗力，辅助维护免疫系统的健康。如某些保健食品中富含维生素C和锌等，能够有效提升免疫细胞的活性，增强免疫系统的应答能力。还有一些含有益生菌或益生元的保健食品，能够调节肠道菌群，使肠道这个巨大的功能器官运行更健康，从而间接增强免疫力。此外，某些具有抗氧化作用的保健食品，能够清除体内的自由基，减少氧化应激反应，有助于维持免疫系统的稳态。

2. 保健品和功能食品如何选择

有很多保健品和功能食品都可以从不同层面激活并提高免疫力。当然除了精美包装和宣传口号，我们更要关注有没有真正的数据验证，这是选择保健品和功能食品的基本原则。通过免疫力鉴定的产品，会有确切的免疫管理效果，是值得推荐的产品。

在选择和食用保健食品时，需要注意以下几点。第一，要认准正规品牌和渠道，避免购买到假冒伪劣产品。大品牌的产品不一定意味着有更好的调理效果，所以不要盲从品牌。第二，即使有用的保健产品，其食用量应控制在推荐范围内，过量食用可能导致营养过剩或不良反应。常见的维生素C过量食用会导致中毒。因此万事皆有度，不可轻易逾越。第三，合理膳食是保持健康的前提，在合理膳食的基础上，正确选择保健食品会起到促进健康的作用。第四，保健食品并不能替代疾病治疗方案，对于已经存在免疫问题的人群，应及时就医，遵循医生的建议进行治疗。

合格的保健食品要认准“蓝帽子标志”

（田 浩）

四、针灸也能提升免疫力吗

中医药是中华民族的瑰宝，在医疗领域一直发挥着不可替代的作用。中药凭借独特的药效成分和配伍原则，能双向调节人体免疫系统，作用显著，既可用于治疗疾病，也能维护和提升健康。针灸作为中医的重要组成部分，在免疫调节中是否有作用？市面上存在众多针灸机构，这些机构所宣称的针灸效果是否真实可靠呢？

听专家说

1. 针灸是中华民族的瑰宝

相传伏羲“尝百药而制九针”，《山海经》中“有石如玉，可以为针”是石针的早期记载。随着古人智慧和生产力发展，针具从石针发展为青铜针、铁针、金针、银针，直至现代的不锈钢针与特种针具。现代研究显示，针刺能显著增加外周血淋巴细胞数量，尤其是T细胞和NK细胞，促进γ干扰素分泌，还能降低白介素-6（IL-6）等炎症因子的过度表达，调控机体免疫。

2. 灸法的出现和应用

灸法源于火的使用。原始社会，人们发现火的烧灼、烘烤及热石熨烫能缓解身体病痛，这便是灸法的雏形。南宋窦材在《扁鹊心书》中提出“灼艾第一，丹药第二，附子第三”的扶阳三法，将艾灸列为扶阳之首。

灸法材料多样，先秦时人们开始选用艾草作为主要灸疗燃料。《孟子·离娄篇》有云：“今之欲王者，犹七年之病，求三年之艾也。”艾草易燃、火力温和持久、气味芳香，燃烧产生的温热可深入肌肤、温通经络。科学研究表明，艾绒燃烧时的红外辐射谱与人体自身红外辐射谱在波峰段有重合，能更好地发生共振吸收，提升生物大分子活性，改善细胞能量代谢，增强气血运行。

临床中，一名胃癌术后虚弱、免疫功能低下的患者，经艾灸神阙、气海等穴位并配合营养支持后，体内免疫增强性细胞因子白介素-2（IL-2）水平升高。IL-2能促进T淋巴细胞增殖分化，增强机体免疫反应，抑制肿瘤细胞生长和转移。

3. 针灸通过人体的经络系统发挥作用

经络理论是中医理论的重要组成部分，经络系统是人体除神经内分泌系统、免疫系统外的又一重要调控系统。研究显示，经络系统在声、光、电、物质传导等方面，有区别于神经、血管、淋巴管等组织的独特现象，这证实了经络的客观存在。虽暂时无法解剖出经络实体，但距离确证经络实体已为期不远。

最新研究表明，经络可能是以疏松结缔组织为框架的组织间隙，富含生物效应组织、细胞、细胞因子及组织液，能让声、光、电、热量、化学与神经信号快速定向传导至靶向组织和器官，这一过程与神经内分泌调控机制不同。正因有此科学机制，基于经络的中医外治法能“气至病所”，疗效神奇，得以传承至今。

现代健康认知与经络诊疗的理念存在相通之处。经验丰富的针灸专家深谙因人施治之道，会根据患者体质与病情灵活调整治疗方案。针灸作为中华民族传承千年的医学瑰宝，承载着古老智慧与临床经验，值得深入钻研、推广应用并代代相传。在免疫领域，中医针灸凭借其独特的调节作用，必将绽放异彩，成为守护人类健康的重要力量。

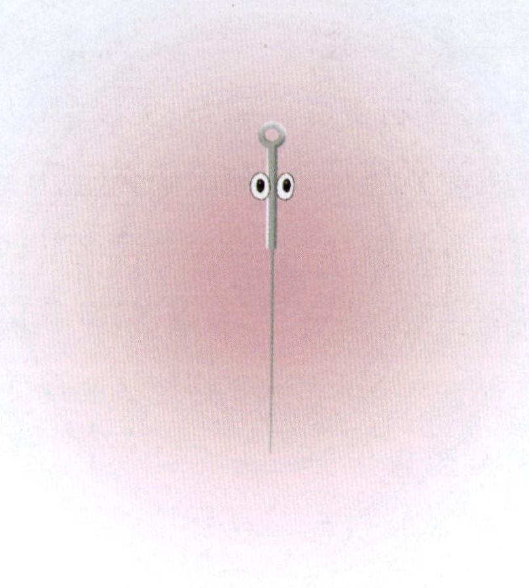

针灸可以提升免疫力

（田 浩）

第三节 新型手段，免疫细胞的力量

一、免疫细胞治疗是什么意思

这些年细胞疗法越来越火，免疫细胞、干细胞等，几乎每天都能看到报道。生物医药和大健康领域进入了细胞时代。但是细胞治疗到底该怎么认知，免疫细胞治疗到底是什么？细胞治疗和传统的药物治疗以及其他的健康管理方法，孰优孰劣？

听专家说

1. 细胞健康：健康认知新突破

人体健康的核心在于细胞健康，细胞是人体功能的基本单位。长期以来，人类未曾从细胞水平对人体进行系统评估、诊断与调理。常规药物多从基因和蛋白水平入手，虽有巨大进步，但仍难以应对疾病挑战。近十几年，生物医药领域取得重大进展，细胞健康时代已然来临。从细胞水平认知健康，才是未来最大的机遇。

李先亮教授在央视讲座中提出，未来是细胞治疗的时代，而免疫细胞是细胞治疗时代的核心战力。免疫细胞是人体的保卫力量，也是维护人体健康的核心本源。免疫细胞治疗是一种通过调节免疫细胞的活性和功能来增强免疫系统功能的方法。这种方法旨在平衡免疫系统的活性，以提高机体对各种疾病和病原体的抵抗能力。

2. 免疫细胞治疗可以通过以下方式实现

免疫细胞激活：通过刺激免疫细胞，如 T 细胞、B 细胞和 NK 细胞，来增强它们的活性和功能。这可以通过使用免疫调节药物和免疫疫苗等方法来实现，比如胸腺肽和干扰素等。

免疫细胞抑制：通过抑制过度活跃的免疫细胞，如过度激活的 T 细胞，以减少免疫系统的过度反应和炎症。这可以通过使用免疫抑制剂来实现，比如激素、他克莫司、环孢素等。

免疫细胞平衡：免疫系统的健康正常态是需要维持高水平动态平衡的，免疫系统有几道重要的防线，细胞亚群之间会有代偿机制。当一个细胞亚群出现降低或功能不足的时候，相关功能的细胞亚群会自动代偿，出现增多或功能增强的情况。然而，因为不是专业的细胞亚群，往往会带来误伤友军的不良反应。比如，警察数量不够的时候，需要调动军队来帮助维护社会治安。结果因为不擅长社会治安工作，往往会出现误伤好人的情况，这就是导致过敏或者自身免疫病的原因。

如今，评估免疫细胞状态能发现免疫系统的漏洞与薄弱点，进而针对性补充免疫细胞。抽取自体外周血，在体外培养免疫细胞，待其扩增至一定数量、具备一定功能后，再像输液一样回输体内。这些免疫细胞不仅能立即发挥作用，还会回到骨髓，解除免疫抑制，刺激相关免疫细胞亚群恢复正常功能，长期维持免疫力平衡。

免疫细胞治疗让人们对健康的认知提升到细胞层面，打开了健康新大门，不过仍有待深入探索。需要注意的是，免疫细胞治疗过程复杂，不同疾病和个体适用的策略不同，选择和使用免疫细胞治疗方法时，应先咨询并遵循医生或专业人士的建议。

（姚伟丽）

二、哪些免疫细胞是我们的常见选择

听到很多关于细胞治疗的宣传，细胞种类也非常多，经常搞不清楚到底哪个是好细胞，哪个是身体真正需要的细胞。提高身体功能，保健抗衰老，都说 NK 细胞好；抗肿瘤治疗，还是听说 NK 细胞好；治疗各种疾病，报道最多的还是 NK 细胞。NK 细胞真的有那么神奇吗？到底如何选择呢？

听专家说

水和馒头都是好东西，如果饿的时候，给你水喝，口渴难耐的时候，给你馒头，其实都是错误的。没有对症治疗，就是盲目的，就是不合乎逻辑的。所以任何健康问题和疾病治疗，是没有万能细胞和万能药物的。

1. 免疫细胞种类繁多

免疫细胞有很多的细胞亚群，每个细胞亚群都有明确的分工，而且每个亚群之间有特定的相互配合作用和代偿关系。面对病毒感染的时候，NK、NKT、$CD4^+$ T、B 细胞都是协同作用的，而抗肿瘤的时候，DC、NK、NKT、$CD8^+$ T、B 细胞会相继发挥作用。$CD4^+$ T 细胞是抗衰老、维持长寿的主要细胞，当然也是过敏和自身免疫病的主要激活细胞。因此，任何细胞的过度激活，都是双刃剑，万事过犹不及，适度最好。

2. 免疫细胞的选择需要依据量化免疫评估检测结果

不同肿瘤的情况，免疫防线的漏洞不同。有些肿瘤是由 $CD8^+$ T 细胞防线减弱导致的；有些肿瘤是由 NK 细胞出现了漏洞导致的；有些肿瘤进展则是由 B 细胞的缺陷导致的。因此针对不同的肿瘤，不可以用同一个细胞治疗方案，因人而异、对症治疗、按需治疗，才是好的细胞治疗理念。

相同的肿瘤，不同的个体，免疫防线的漏洞也不一样。这与诱发肿瘤的因素有关。长期熬夜、焦虑的人，多出现 NK 细胞比例降低的情况。突然遭受意外打击的人，多出现 T 细胞比例下降的情况。因此相同的肿瘤，不同的个体，也需要辩证地选择细胞亚群进行治疗。

有些细胞治疗是需要靶点指引攻击的，因此 CAR-T 细胞等相继出现。这些细胞在单靶点血液系统肿瘤（如 B 细胞淋巴瘤）的治疗中发挥了巨大的优势。在有些有明确优势表达单靶点的实体瘤（如黑色素瘤）中，细胞治疗也是可以选择的治疗方式。

不过大多数实体瘤是多靶点的，甚至某些肿瘤有数百个靶点，因此很难实现靶向性。最好的实体瘤靶向治疗方案，是将手术标本处理后提供肿瘤抗原组合，给树突状细胞识别，然后再传递信号给 NKT 细胞，形成组合性的作用，达到治疗肿瘤的目的。

打仗首先需要摸清敌情，治疗肿瘤，首先需要搞清楚免疫防线的情况。因此，免疫力的量化检测和评估是所有疾病治疗的基本前提条件。知己知彼，才可以百战百胜。首先要知道自己的免疫防线漏洞和弱点，然后针对性地确定免疫治疗方案，立足于防守，然后在免疫力恢复正常的基础上，再适当选择进攻手段。这样攻守有道，进退有据，针对肿瘤或者其他疾病的战斗才能取得最后的胜利。

（田 洋　米日拜班·古丽）

三、免疫细胞治疗的过程和效果

免疫细胞治疗的宣传报道很多，有的说一针下去，药到病除，有的说，细胞一打，神奇无比。免疫细胞治疗到底有什么好处？免疫细胞调理真的没有不良反应吗？免疫细胞治疗到底痛不痛苦呢？这是很多人常问的问题，今天我们就来一起聊聊吧！

听专家说

1. 免疫细胞治疗流程

免疫细胞治疗，首先需要抽取40~50毫升外周血，在体外培养10~14天，定向诱导分化为所需细胞亚群，完成质变。接着进行超级扩增，积累数量至治疗剂量（百亿细胞级别以上），整个过程需2~3周。

在免疫细胞治疗前，免疫力检测评估是关键且必要的环节。通过检测，明确免疫防线的漏洞与薄弱点，进而制订有针对性的细胞治疗方案，使治疗精准有效。

2. 免疫力检测的意义

免疫力检测不仅能指导免疫细胞

类型的选择和治疗疗程的确定，在治疗结束后，还能通过再次评估，判断治疗效果是否达到预期。若达标，可据此规划后续管理；若未达标，则需进行有针对性的调整。

一般细胞进入体内半小时后，会随着血液系统遍布全身，甚至到达骨髓，开始正式的工作。进入体内的细胞会存活 1~2 个月，然后大多数会死亡。

3. 免疫细胞在体内的动态

免疫细胞到达体内后，会清除体内衰老的细胞、坏死的细胞、吞噬的异物、突变的细胞以及癌变的细胞，甚至任何被免疫细胞识别为不好的或者不属于身体的抗原，都将被消灭。

因此免疫细胞进入体内后，有少数人会出现一过性的寒战、发热、肌肉酸痛，类似感冒症状。这正说明自己的身体有问题，而免疫细胞已经开始发挥作用了。这样的反应一般无须处理，1~2 小时后会自行缓解。

而对于部分肿瘤患者，免疫细胞发起的攻击强烈，上述症状可能加重，个别患者的体温会高达 39℃，甚至出现一过性心率加快、血压升高等表现。这时候对症处理后，症状通常可以好转。

健康和亚健康的人群，一般反应轻微，非常健康的人群，几乎没有任何反应。曾经有朋友反馈了免疫细胞治疗后的身体感受。

第一，进行免疫细胞治疗后，睡觉的美梦没有了。因为在任何酒店，任何场所，倒床就睡，直接进入深睡眠状态，多梦浅睡眠的状态再也没有了。

第二，进行免疫细胞治疗后，喝酒的快感没有了。原来喝半斤白酒，酒入微酣，晕晕乎乎，十分美好。现在可倒好，喝了一斤酒，和没喝一样，走路走直线。酒后酣畅淋漓的感觉找不到了。

第三，曾几何时，英姿勃发的少年变成了秃头发福的中年人，人生的“性福”也越来越远了。进行免疫细胞治疗后，每天清晨，小兄弟坚持放哨站岗，很是劳累啊。确实有些阳痿的朋友经免疫细胞治疗后重振雄风了。

其实以上说的三个“副作用”，都是免疫细胞回输后，身体衰老细胞被免疫细胞清除掉，器官功能开始逐渐恢复的表现，可以称之为积极的效果。

（王若麟　王莹莹）

四、哪些人需要免疫细胞治疗

有很多朋友说，免疫细胞治疗是个好方法，也有消费能力和认知，不过还年轻，不着急，等过几年，老了，身体不行了，再调理也来得及。还有些朋友说，把细胞先存起来，等有病了，需要治疗的时候再拿出来给自己治疗，这样不是更好吗？

听专家说

1. 免疫系统，最早从什么时候开始会出现问题

很多人认为，人衰老的时候，免疫力降低，疾病高发，这个时候是调节免疫力的最佳时期。其实这个说法是错的。

最早的免疫失衡，从母体受孕的时候就开始了。很多孩子出生后有严重的过敏，这就是在妈妈体内的时候，孩子的免疫系统就出现了失衡。如果出生后不及时评估管理，免疫失衡将伴随孩子的整个成长周期。

李先亮教授团队在多年免疫细胞功能状态量化检测评估中观察到，某些小学生的免疫力水平和老年人相当，初中生有免疫力降低的，高中生的免疫力普遍低下。所以，从免疫力检测的数据来看，任何阶段都可能会出现免疫失衡。因此，一旦出现免疫失衡，免疫细胞治疗就是当然之选了。

2. 人体就像一台精密机器

人体就像一台高速运转的精密机器，从踏上旅程的那一刻起，便以全速状态日夜不停歇地运转。有人风驰电掣般奔忙了五十年，其间却从未进行过一次深度检修。倘若运气尚佳，或许还能维持二三十年的运转；如果运气欠佳，四五十岁时各种零件就开始频频“报警”，故障不断。这时，反复修理不仅耗费大量精力与财力，还未必能让机器恢复如初。

免疫细胞功能状态量化检测评估可以监测这台生命机器的健康状况，免疫健康管理则是对它的日常保养。就像收藏名贵机械表的人，会精心呵护每一个齿轮；珍视生命的人，更应该时刻关注身体。

你是否想过，自己有多久没为身体做一次全面的“性能评估”了？在快节奏的生活里，人们总习惯让身体“带病运转”，直到亮起红灯才追悔莫及。其实，定期的免疫细胞功能状态量化检测评估与免疫健康管理，才是维持生命机器高效运转的关键，也是守护健康最明智的选择。

身边的很多朋友很重视健康，但是不懂健康的真谛。刚从一个坑里爬出来，又摔进另一个更大的坑。健康的规律很简单，人法地，地法天，天法道，道法自然。因此，遵从自然规律生活，遵从基本规律管理自己，健康就会呵护着你。

（王若麟　李一平）

五、免疫细胞治疗的周期与效果

免疫细胞治疗充满神秘感，与常规用药大不相同。其管理方式、治疗周期、疗程数量，以及治疗后的复查方法和方案调整，都鲜为人知。这份未知引发的恐惧和不安让许多人拒绝该治疗方案，错过最佳治疗时机，追悔莫及。

听专家说

1. 清楚认知免疫细胞治疗的基本逻辑

其实很多事情的基本逻辑是很简单的，免疫细胞治疗的逻辑也是如此。在外周血中，红细胞降低了叫贫血，血小板减少了也是疾病，都可以从第三方异体抽取红细胞或血小板进行补充，这属于血液制品的管理体系，挽救了很多人的生命，是成熟又稳定的技术。

而淋巴细胞降低了，其实也是一种病，会导致免疫力低下，因此管理也可以套用一样的方法。可以用自己的淋巴细胞体外培养，诱导扩增后，通过自体回输完成免疫细胞治疗。从这个角度理解免疫细胞治疗，其实和输血一样管理就好，不要大惊小怪。而且自体的免疫细胞治疗，避免了异体基因污染、传染病以及免疫攻击的风险，其实是非常安全可靠的。

2. 简单聊聊免疫细胞治疗

一般来说，免疫细胞的诱导和扩增，健康人需要 2 周左右的时间。疾病人群，特别是肿瘤患者经过放疗 / 化疗后，免疫细胞活性降低，培养周期可能需要 3~4 周。肿瘤患者的免疫细胞治疗，一般至少需要 3 个疗程。每次的治疗剂量应该在 100 亿个细胞以上，总体治疗剂量达到 1 000 亿个细胞的时候，治疗效果就非常明显了。

国外研究报道，治疗恶性黑色素瘤，细胞数量达到 2 000 亿左右时，肿瘤完全消失，实现根治。李先亮教授治疗的肺癌双肺转移的患者，接受 6 个疗程的治疗后，总体治疗剂量达到 900 亿个细胞，也实现了治愈。因此，细胞的数量和细胞的质量都是决定治疗效果的关键因素。

免疫细胞治疗后，会有各种各样的效果出现。总体而言，身体哪里有问题，哪里改善就显著。常见的一些反馈是，男士的表现是酒量增加，睡眠改善，运动能力增强，疲惫恢复加快等；女士的表现是面色红润、有光泽，皮肤变得细腻，头发乌黑、有光泽，妇科疾病减少等；肺部不好的人会排出黑灰色的浓痰；手脚寒凉的人会感到手脚暖暖的；还有个别人的近视和老视得到改善，思维变得清晰。

有个北京姑娘接受免疫细胞治疗后开始咳嗽，每次都咳出灰色或黑色的痰，持续了 3 周。3 周后，她原本黝黑灰暗的面色变得白里透红、光彩照人。据她所说，这 3 周咳出了大量的痰，可先前肺部 CT 检查却显示正常，她对此十分疑惑。

中医认为，寒邪、湿邪入侵肺部会生痰，此“痰”与西医的“痰”概念不同，所以 CT 拍不出。免疫力增强会促使肺部纤毛运动，改善肺部炎性状态，加速痰液排出，从而清理肺部垃圾，有效预防肺结节，甚至能逆转其发展。

新鲜的事物出现，其实都有朴实的规律在背后。免疫细胞治疗的逻辑非常简单，而复杂的是人心和资本利益的驱动，把细胞赛道搞得门槛很高、很神秘。免疫细胞治疗，如果按照普通血液制品管理，每个医院都可以实现，人人都可以享受先进的成果。以免疫健康为突破口，实现健康中国将变得更容易。

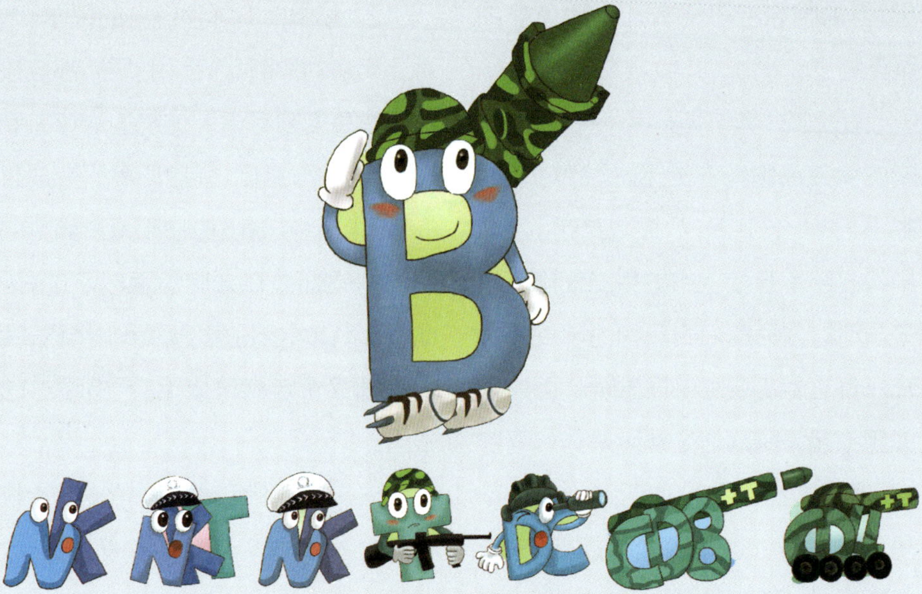

免疫细胞治疗可以恢复免疫平衡

（王若麟　谢 香）

六、免疫细胞治疗与传统治疗有什么区别

免疫细胞治疗，到底是药物治疗的一种，还是新的理念。免疫细胞治疗的时代来临，如何看待免疫细胞治疗和传统治疗，两者到底有何区别，又有哪些互补和协同的作用机制呢？

听专家说

1. 免疫细胞治疗的发展

免疫细胞的治疗方案定位，一直有争议。国外有按照药物管理的，美国2010年，第一个细胞治疗药物问世，开启了免疫细胞治疗的元年。而后，各个国家纷纷在药物的赛道上押宝，目前国际上已经有几十种免疫细胞药物了。

在2021年，中国第一个基因编辑的免疫细胞药物上市，是针对B细胞淋巴瘤的CAR-T细胞产品，目前中国已经有6款上市的免疫细胞药物了。而这些免疫细胞药物的单款售价几乎都在百万元级别，普通老百姓根本用不起。所以这个赛道是药厂喜欢的，他们销售的是一种情绪价值而不是药物本身。通过贩卖焦虑，带来健康恐惧，然后随手推出保险产品，也是某些公司的常规操作了。

还有一种逻辑，是将免疫细胞治疗按照创新技术管理，作为临床的新技术推广，甚至可以作为血液制品来管理，这样更加成熟、易操作。但是在这条路上，虽然操作容易，政策出台和管理者的认知却是个梗阻点。因此，何时能够广泛推广，还需要时间给出答案。而这个赛道，是医生认可的、百姓需要的，对国家和社会的价值是巨大的。

2. 细胞健康才是健康的根本

疾病的诊断、治疗和预防，都应该从细胞角度来考虑。传统的治疗方案是基于化学、基因、蛋白质等研究成果的，化学药物、基因药物和蛋白药物的治病逻辑都是在细胞层面以下的，因此虽然有效，但是落了后手。所以，我们看到很多疾病可以治疗，但没办法根治。

未来的医疗和健康趋势，以传统方案为基础，控制症状和疾病发展，以细胞疗法为先锋，彻底解决问题，并实现疾病预防。两者的完美结合，才是未来健康管理的最好场景。

免疫细胞是具有活性的、可改变的，化学药物是静止不变的。按照药物的逻辑管理细胞，违背了常识，也违背了医学规律。未来免疫细胞药物走向哪里，结局不可说。如果免疫细胞的管理回归到其根本层面，就是血液制品的管理逻辑，免疫细胞治疗的春天才会来临，健康中国也才会更快实现。

（杨 龙 贾亚男）

七、免疫检测与基因检测，是科学证据还是“科学算命”

这些年，各种新的检测手段特别多，特别火，比如基因检测，据说可以预测疾病，预测天赋，做到未病先知。不过一段时间后，就不太火了。最近又出现了免疫力评估，会和基因检测一样吗?

听专家说

人体健康由几个基本维度构成。基因是遗传密码，如同人体的设计蓝图，决定了人体的基本特质。基因编码蛋白质，构成身体的骨架，是人体大厦的砖头和水泥部分。蛋白质、脂肪和糖类组合形成细胞，细胞是人体功能的基本单位，好比人体这座“建筑”中的一个个房间。细胞进一步形成不同的组织和器官，执行各种人体功能，类似建筑中的不同职能部门。最终，所有器官协同工作，才构成完整的人体。

1. 基因检测可以检测到的维度

基因检测，就好比职能部门出问题时找设计师要图纸，指责图纸有缺陷。可问题是，能推倒大楼重建吗?能回到母体重新选择父母吗? 若不能，找图纸又有何意义?

基因检测主要检测基因后天突变和遗传缺陷。如今基因检测技术发展迅速，但过度商业化，一些无实际意义的项目被包装成商品推向市场。而且各公司技术标准不统一，检测结果差异大，权威性难验证。当前，先天缺陷基因和后天突变基因片段的治疗技术不成熟，存在能检测却无法改变现状的情况。肿瘤基因突变涉及多基因、多靶点，治疗难度极大。此外，单纯基因表达不一定在蛋白和细胞层面带来功能改变，肿瘤基因表达也不意味着就会罹患癌症。

2. 免疫细胞功能状态量化检测评估可以检测到的维度

免疫细胞如同身体的警察和军队，在每个器官中，至少 20% 的细胞是免疫细胞，就像职能部门配备的保安和警察。心血管系统作为身体的

“交通运输部”，若缺乏“警察”（免疫细胞），道路上就会出现占道违章建筑（炎症反应或粥样硬化斑块），进而引发交通堵塞（心肌梗死或脑梗死）、红绿灯随机闪烁（心律失常）等问题。所以，免疫健康的人，身体“交通”大概率畅通无阻。

用一个比喻来说，军队保护着人民生命安全，警察维护着社会秩序。身体中的器官都需要免疫力的保护。因此，测评免疫力，并依据测评结果针对性地评估疾病可能发生的情况，预测疾病的发生、发展趋势，就可以做到疾病的早防早治。

免疫细胞功能状态量化检测评估，通过深入检测淋巴细胞亚群的数量和状态，建立数学模型进行量化分析，从细胞功能层面综合评定免疫功能与个体健康状况。细胞是人体健康的基本单位，细胞健康，器官才健康，人体才能真正健康。免疫状态可以改变，因此需要定期监测免疫力，而且免疫状态可管理、可治疗，出现异常能够进行调节。

3. 打破基因检测局限，免疫检测预防疾病

影星安吉丽娜·朱莉因基因检测显示某致病基因表达，该基因可能导致乳腺癌和卵巢癌高发，且她有家族遗传倾向，专家推测她患这两种病的概率大，于是她切除了乳腺及子宫附件。但3年前，当年为她做疾病预测的专家表示，基于最新肿瘤研究进展，当年预测概率偏高。其实，有致病基因并不一定会患癌，若免疫力强大，就能起到保护作用。仅依据基因缺陷就下结论，确实草率。

身边还有一个朋友，做过全套基因检测，数据结果报告有两本外科学教材那么厚，只能看懂肿瘤发病概率高低这一页的数据。他天天想，心里始终悬着个疑问，“这个检测到底准不准确呢？自己到底会得哪种癌症呢？”3年后，他被确诊患了癌症，然而拿出当年的检测报告，他却发现，预测概率最低的癌，他中标了。在商业利益的驱动下，有些基因检测服务最终沦为科学算命。

没有一个检测评估是万能的，是完美的。基因检测有其一定的科研和临床价值，免疫力检测和器官功能的相关性更强。采用不同层面的检测手段，综合分析、判断健康状况才更科学。

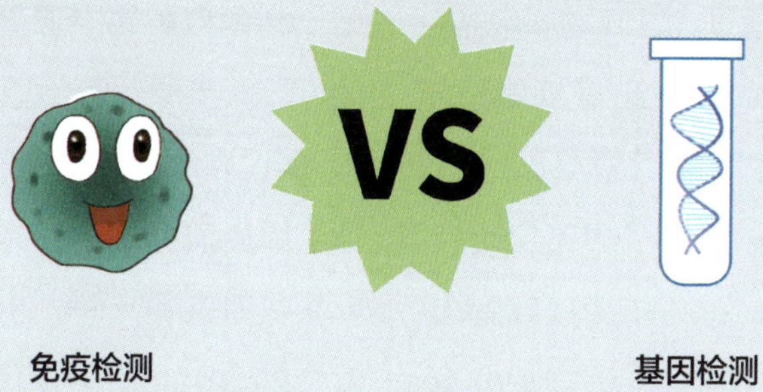

免疫检测联合基因检测对健康有价值

（杨 龙　贾亚男）

八、免疫细胞与干细胞，傻傻分不清

细胞时代已然来临，干细胞、免疫细胞等宣传铺天盖地，号称能保健、抗衰老、治疗百病，神奇得很。但它们究竟各有什么作用，适用于哪些情况？宣传里，干细胞仿佛是万能的，能解决所有问题；免疫细胞则战无不胜，可击退所有敌人。真有那么神奇的效果吗？还是言过其实？

听专家说

1. 细胞才是健康的核心

细胞是构成人体的基本单位，细胞健康，器官就能正常工作，人体就是健康的。人类出生，就是卵细胞和精子细胞的结合，一路风驰电掣地分裂，最终成为健康的个体，啼哭人间，宣告人的到来。这就是干细胞的奇迹，缔造了世间最神奇的生命。

在人体的王国中，免疫力就是各种免疫细胞（军队、警察、武警、特警）等军事实力的体现，包括其数量、功能、战斗能力和相互配合关系。人体各个脏器就是国家的各个部委。

肾脏如生态环境部，清除体内的垃圾废物，守护体内的“绿水青山”。心血管系统似交通运输部，是体内的运输干道，保障血液、氧气等物资畅达全身。消化系统与肝脏像内务部，负责核心供给，经肝脏代谢管理的营养物质服务全身。呼吸系统像外交部，交换氧气与二氧化碳，融入“国际大循环”。皮肤是身体的边境线，抵御外界不良因素。各器官中至少有 20% 的免疫细胞，这些细胞是部委的安保力量，守护健康。

免疫系统失衡，就如同部门的安保力量不足，会引发一系列问题。以高速公路为例，交警短缺会造成堵车和交通混乱；学校没保安，教师难以正常授课；医院缺保安，医生无法安心看病。同理，人体免疫失衡时，会出现结节、息肉、炎症反应、斑块、溃疡等，这些非特异性炎症反应就像人体内出现的“小偷小摸”，根源正是免疫失衡。

2. 免疫失衡是诱发疾病的更深层原因

当免疫失衡加剧，部分地区的免疫防线出现漏洞时，人体内部的“小偷小摸”便会演变成“黑社会”，恶性肿瘤随之产生。肿瘤会腐蚀体内的免疫力量，不断发展壮大，从一处转移到另一处，占据全身血供丰富的部位，引发全身性病变。当免疫系统全面崩溃时，肿瘤彻底失控，人体便进入恶病质状态，因此免疫衰竭才是肿瘤致人死亡的根本原因。

当免疫防线出现漏洞时，病毒、细菌、真菌、支原体等病原体便会乘虚而入，通过呼吸道、消化道等途径入侵人体。甲型流感病毒、乙型流感病毒、人乳头状瘤病毒（HPV）等感染就是这样发生的。因此，预防和控制这些感染，关键在于维持高水平的免疫力平衡。

在人体这个王国里，干细胞就像幼儿园的小朋友，能快乐成长并分化成不同细胞，成为国家栋梁。但要是拔苗助长，甚至直接空降，脱离正常成长轨迹，它们的作用就会受限。小朋友成长需要良好的环境，若碰上“黑社会”，就会学坏。所以干细胞治疗得严格把控适应证，以局部治疗为主。异体干细胞治疗，好比一国出问题，从不相关国家进口小朋友来建设，他们能否健康成长存疑，即便成长起来，自带基因也会带来不确定性。

人体健康的核心是细胞健康，而细胞健康的关键在于免疫防线的强大。定期普查免疫防线，及时发现并弥补薄弱点，配合健康的生活方式，疾病自然远离。免疫力检测与健康管理是未来健康的阳关大道。拥有健康免疫力，肿瘤和传染病不再可怕，快乐生活更有保障。

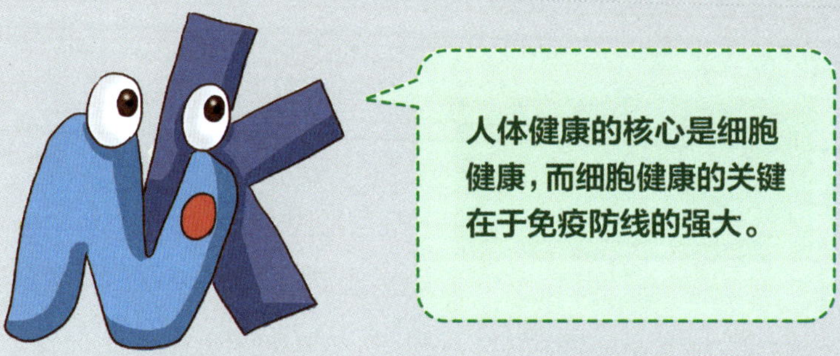

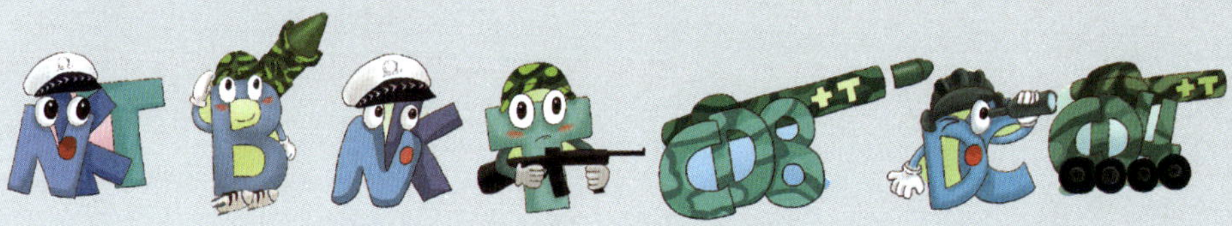

身体健康需要免疫防线强大

（杨 龙　贾亚男）

第五章

真实世界数据

那些身边的故事

一、大喘气隐藏大问题

有朋自英国来，不亦乐乎，杯茶欢聚，相谈甚欢。朋友乃高中同学，成功人士一枚，长期在英国，考虑回国考察投资创业。听闻李先亮教授的量化免疫评估项目，遂来了解，并亲自体验项目全流程。他的免疫力评分为 +5 分，免疫力检测结果多少有些箭头，免疫力的评估结果显示其处于亚健康状态。

朋友很是不服，自认为很健康，体检从来没病，身体素质非常好，怎么可能这么多箭头。评分也是升高状态，提示免疫力激活，他很不理解。

听专家说

1. 呼吸道症状与免疫猜测

朋友直言相问，表露其不信该免疫测评结果。随便聊聊其身体健康情况，北方人，素有鼻炎，不影响生活，无须特殊治疗。花粉季节，偶有咳嗽、过敏，不需要吃药，1 周左右就好。话说得多或者急迫的时候，偶有大喘气，这个症状有几年了，一直没有处理。唱卡拉 OK 的时候，高音唱不上去了，不像年轻的时候了。

这些都是呼吸道的症状，结合免疫力激活的表现，朋友可能存在免疫系统对呼吸道的攻击，因此患有哮喘的可能性较大，建议朋友去做肺功能检查，除外相关疾病。

朋友起初不信，回家陪老人过年。

年后回京，为了验证李先亮教授的判断，他前往医院呼吸科进行相关检查。检查肺功能发现，小气道功能轻度降低，气道激发试验阳性，哮喘诊断明确。

2. 通过量化检测评估免疫细胞的功能状态，开启精准的免疫健康管理

朋友对检查结果很惊讶，经医生判断，诊断明确，不得不信服免疫细胞功能状态量化检测评估的预见性。他开始口服哮喘治疗药物，并针对免疫失衡的情况进行三级免疫力健康管理。不仅进行了相关的免疫细胞治疗，同时积极按照免疫管理方式调整生活方式。

5 个月后复查免疫力检测，所有的免疫细胞亚群指标基本升高了 30%~50%，免疫力评分从 +5 分降到 +1 分，免疫力逐渐趋于高水平平衡。健康回来了，治疗哮喘的药物也逐渐停用，他对健康的认知达到了一个新的水平，也打开了新的视野。于是，他不再考虑回英国，直接投资免疫细胞公司，以此作为新事业的起点。

（白 纯　李 瀚）

二、湿疹就是免疫力低下惹的祸

有位医生朋友来访，相聊甚欢，不过面露忧色，情绪不佳。询问后得知，其弟弟患病，作为姐姐过度悲伤，情绪低落，免疫力降低，出现湿疹。寻遍京中名医，尝试各种中西医治疗方案，最后用了激素。涂抹激素的地方，皮肤是好的，而不用激素的地方，湿疹越来越重。治疗 3 年了，眼见治愈无望，治疗无门，遂悲从心头起，逐渐抑郁起来。

听专家说

1. 病因溯源：情绪悲伤致免疫力降低引发湿疹

其实医生朋友说得很清楚，她患疾病的逻辑就是情绪悲伤，免疫力降低，出现湿疹。按照此逻辑，提高免疫力才是治疗的方向，而传统治疗却用上了激素，这是基于湿疹是免疫力激活的假设。选择传统治疗方案，虽然在局部用激素是有效的，但是因为病因没有去除，越治越重，病情迁延不愈。朋友甚至不敢穿漂亮的裙子，不敢露出肌肤了。

湿疹表象在于部分免疫细胞亚群激活，攻击自己的皮肤，导致疾病情况。病因是各种不良情绪或生活习惯，导致有些免疫细胞亚群水平降低，功能相关的免疫细胞亚群代偿性激活。不过因为不是专业的代偿，过度激活导致错误攻击了自体组织，产生疾病症状。这就好像警察不够，陆军部队来干警察的活，一定是不那么完美的。

2. 尝试免疫细胞疗法

经过免疫力检测，免疫评分降低到 -4 分，部分免疫细胞亚群水平显著降低，因此针对性地补充该免疫细胞亚群，就可以治疗湿疹。朋友明白该道理，决定一试究竟。

于是抽取自己的外周血，体外培养降低的细胞亚群，两周后，将细胞回输到体内，希望奇迹出现。

治疗一个多月，医生朋友一直没有再联系，看起来好像把同行专家得罪了，也不敢再深问。一个半月后，医生朋友发来一长段微信，直言湿疹已经显著减轻，而且情绪也跟着好转起来，神奇的事情终于发生了。

3 个月后，朋友邀请我到她的医院参观交流。只见她衣袂飘飘，神仙容颜，粉面桃花，藕肢玉足，俏笑而来，顾盼生辉。人生活出了精彩，免疫创造了奇迹，不仅所有的湿疹全部消失，而且皮肤更胜往昔，容光焕发，神采飞扬。

很多朋友在患上湿疹、皮肤过敏等类似疾病之前，往往会经历一段较大的精神压力时期，导致免疫失衡，进而出现健康问题。因此只要检测免疫力，明确免疫失衡的原因，确定降低的免疫细胞亚群，就可以根治。有了免疫力检测，犹如有了魔法棒，免疫性疾病的治疗再也不是困难的事情了。

（白 纯　李 瀚）

三、五十岁女性的内分泌挑战

有些女性朋友素爱运动，喜欢跑马拉松，擅长控制饮食，保持身材苗条，年近 50 岁，体态如少女。自诩非常健康，但总是脸色枯黄，精神一般，月经逐渐不规律，甚至已经停经。到了这个年纪，自己也可以接受，认为天命如此。

听专家说

1. 月经——女性内分泌健康的晴雨表

月经可以反映女性内分泌健康状况，青春期初潮来临，更年期慢慢减少甚至停止，这是生老的规律。听闻中医专家说，女性更年期应该到 66 岁才止，至少曾见过 56 岁的产妇，可以用为佐证不虚。

有几位喜爱跑马拉松的女性朋友，经检测免疫力后，都存在免疫失衡的严重问题，经过免疫细胞的调理，几乎都恢复了月经，甚至经量回到了青春期的状态。

一位 40 岁出头的女性朋友，自诉要做抗衰老保健，进行免疫细胞治疗。每年到时间，她就主动来做免疫细胞治疗。连续三年后，她主动联系聚餐，说有要事相告。朋友是成功商业人士，创业不易，应酬颇多，压力巨大。事业的成功也让她付出了健康的代价。在这个年纪，出现了月经不规律，经量减少，雌激素水平降低，导致出现了梨形身材，下腹、臀部及大腿根部脂肪沉积，再也无法穿漂亮的裙子了。更有甚者，出现了子宫脱垂、咳嗽漏尿的隐疾。因为程度轻微，无须手术处理，只好将穿尿不湿作为基本手段，生活质量严重下降。

2. 免疫细胞治疗——恢复月经，重塑健康

在经过免疫细胞治疗后，朋友上述的症状全部消失了，所有隐疾烦恼一扫而光，感觉像是阳光出来，雪就融化了一样。免疫力上来了，很多妇科问题就可迎刃而解。

妇科问题，多与内分泌激素相关，而内分泌激素的改变和免疫力息息相关。从免疫力的角度补充免疫细胞，达到高水平的免疫力平衡，就是补充足够的阳气。阳气充沛，女性就不会有宫寒，胚胎就可以留住并健康发育。男性的精子活性和雄激素也和免疫力相关。因此备孕的夫妻们，提高免疫力，给胎儿一个阳气满满的家，孩子的健康就赢在了起跑线上。免疫力会呵护女性的一生，让她们成为真正优雅健康的女人。

（刘晓巍　高香丽）

四、干燥综合征，诊断早到医生没法用药

有些疾病在早期症状不明显，等到症状明显时，已经很难治愈。干燥综合征就是这类疾病中的一种。李先亮教授团队的一位小伙伴，因为做了免疫细胞功能状态量化检测评估而受益。

听专家说

1. 接种疫苗后免疫力变化与病症初现

李先亮教授团队的一位小伙伴，在进行免疫细胞功能状态量化检测评估后，发现她的 B 细胞已经处于激活状态，MISS 免疫状态量化评分为 +8 分，处于中度激活水平。从这个结果来看，她并不适合接种疫苗。但是她太积极响应号召，抽血检测免疫力后的第一天早晨，就去接种了疫苗的第一针。

李先亮教授看到免疫力评估的数据后，已经来不及制止。于是建议她不要接种第二针和第三针疫苗，同时建议积极检测自身免疫抗体水平，因为她有自身免疫病的潜在风险。

2. 干燥综合征的确诊与早期症状

一个月后，她复测免疫力，MISS 免疫状态量化评分升高到 +9 分，免疫力进一步激活。于是去北京某医院风湿免疫科，说是李医生建议全面检查自身免疫抗体。由于风湿免疫科的主任没有问出任何病症，所以只好开出了全面的免疫相关检测，一共 42 项。结果回来，有 7 项阳性数据，其中一个抗体就是干燥综合征的特异性抗体，诊断干燥综合征明确。

干燥综合征是个难缠的病，患者慢慢地眼泪干涸了，唾液没有了，胃液减少了，可以有间质性肺病改变，甚至严重的有骨髓抑制。这个同事再次复查，发现角膜已经开始磨损了，做了鼻泪管封堵保护住角膜。因为疾病发现得太早，风湿免疫科主任说还没有严重到用药治疗的程度，继续做免疫力的健康管理就好了。

3. 三级免疫健康管理治疗早期干燥综合征

同事听从建议，进行免疫力的健康管理，改变了生活方式，并适当使用了药物，定期复查。几年后，病情稳定，MISS 免疫状态量化评分逐渐回落到 +5 分。

B 细胞的激活是表现，NK 细胞水平降低是这个同事的问题根源，因此针对性的免疫力调节，恢复 NK 细胞的活力和数量，达到新的免疫力平衡，才是解决问题的关键。用这个办法，李先亮教授团队又帮助一个 35

岁的女性发现了早期的干燥综合征，及时地进行了治疗。

干燥综合征的早期症状是口干，随着病情的发展，会出现眼泪、唾液、消化液等减少，是一种很难治疗的疾病。因为早期症状不明显，往往会被人们忽略，等到症状非常严重时已经为时已晚。而免疫细胞功能状态量化检测评估可以提供早期发现的可能，并且提供新的帮助和新的视角，带来疾病治疗的新策略。健康的解决方案就是不断地摸索出来的。

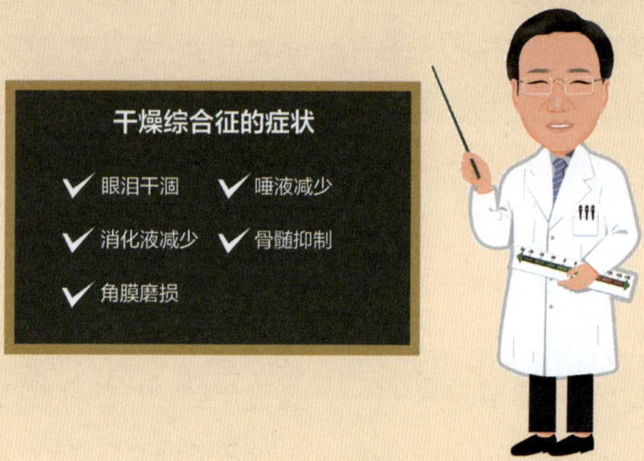

免疫评估检测发现早期干燥综合征

（贾亚男　米日拜班・古丽）

五、最年轻的“小老人”

2023年，一波支原体肺炎混合甲流等传染病席卷京城。儿童医院一号难求，儿科医生疲于应付，有累倒在岗位上的专家，有连续值班看病24小时导致心肌缺血的医生。医护崩溃了，家长愁坏了，孩子受罪了。不是说年轻人的免疫力好，孩子的免疫力肯定不错的吗？为什么还会有这么多人感染呢？

听 专家说

1. 现代人的免疫力现状

一般说来，年轻人的免疫力好；人到中年，免疫力逐渐减弱；人到老年，免疫力逐渐衰竭，走向生命的终点。然而李先亮教授团队多年免疫细胞功能状态量化检测评估数据发现，人群中免疫力最弱的是40~50岁的男性，老年人倒并不一定免疫力差。40~50岁的男性，在单位里上面有领导，下面有团队；在家庭里，上面有老人，下面有孩子。这是压力最大的一群人，是豆饼干部，上挤下压，身不由己，免疫力不好是肯定的。

这类人群，也是突发疾病的高危人群，原因就是免疫力已经提前衰老了。最近检测一个30岁的男性，经常熬夜工作，慢慢诱发窦性心动过速。药物治疗不缓解，情绪管理没有用，甚至觉得自己已经不能够在工作中拼搏下去了，产生了严重的焦虑情绪。经过免疫力的检测和治疗，他的症状已经显著缓解了。

2. 孩子免疫力的真相

那么孩子呢？免疫力应该比较好吧。有个小朋友，一年感冒5次，每次流行性感冒都逃不过去。检测了免疫力，9岁的孩子，免疫力和80岁的老人持平，未老先衰在免疫力的层面是存在的。一个15岁的孩子，患有多动症，有轻微自闭倾向，检测免疫力还是80岁老人的水平。一个18岁的孩子，出生就过敏，不敢碰肉类和鸡蛋，一路吃植物蛋白长大。检测她的免疫力，NK细胞比例低到令人震惊的程度。

严重的免疫失衡在青少年中是广泛存在的现象。一部分孩子是出生后就存在免疫失衡，没有发现，也没有检测，更没有调节，因此一路长大，慢慢地出现了各种疾病。

精神紧张、学习压力大、长期熬夜和不健康的生活习惯，都是影响免疫力的重要因素。不论是上学的孩子，还是刚刚工作的年轻人，抑或40岁的顶梁柱，检测免疫力都是十分必要的。老话说不能让孩子输在起跑线上，而人生健康的起跑线就是免疫力。

免疫失衡的孩子，情绪不稳定，注意力不集中，精力不充沛，因此会导致一系列的不良后果。免疫失衡的成年人，脾气暴躁，精力不足，白发早生，甚至内分泌紊乱，出现阳痿早衰、闭经不孕等。人生是一场马拉松，持续稳定的输出才是胜利的关键，有了免疫力的加持，人生从此与众不同。

（朱继巧　李沁心）

六、快乐的胖子还是忧郁的瘦子，这是个命题

在国内，现代生活节奏加快，饮食结构改变，减肥成了大众的日常需求，有人付诸行动，有人仅喊口号。面对轻断食、运动、节食等五花八门的减肥方法，人们常不知如何选择。不少人成功减重，却忽视了快速减肥带来的营养摄入不足、过度锻炼等问题，致使免疫系统功能下降。从快乐享受生活的胖子，变成抑郁、身体羸弱的瘦子，虽然体重减轻了，但却失去了健康，减肥之路实在得不偿失。

听专家说

1. 健康的基础是营养

人体细胞的合成需要各种原材料，就像高楼大厦的建设不能只靠砖瓦一样，如果水泥等原材料供给不足、偷工减料，建好的大厦终将有倾倒的一天。因此，要成为健康的个体，首先要满足身体代谢的原料供给，而全面丰富的饮食是基本原则。特别是免疫细胞需要蛋白质和各种维生素参与其正常功能，节食减肥会导致一些营养素摄入不足，特别是蛋白质、维生素和矿物质，从而影响免疫细胞的生成、功能和活性。此外，有研究表明，节食减肥可能导致肠道菌群失衡，影响肠道免疫系统的正常功能。

细胞膜是细胞健康的关键，而细

胞膜的主要构成就是以糖和脂肪为骨架。因此脂肪和糖是人类健康最大的背锅侠，适当的脂肪和糖的摄入是必须的。

控制总热量的合理膳食是科学减重的基础。在众多饮食模式中，江南饮食可作为中国健康膳食模式的代表，特点是蔬菜、水果摄入量大，白肉摄入多于红肉，口味清淡，动物油及食盐摄入较少，烹饪方式以清蒸、水煮为主。

降低进食速度有利于减重，研究显示进食速度过快与腹型肥胖相关，建议成年人每餐进食时间大于 20 分钟。此外，不吃早餐会增加肥胖风险。研究表明，不吃早餐会增加饥饿感，会增加全天总摄入量，并加重胰岛素抵抗。吃饭的次序也是有要求的，先吃水果和蔬菜，然后进食肉类和主食，最后补充坚果和奶制品，这是一个相对合理的顺序。

2. 摄入和消耗平衡才会健康

增加消耗，主要靠运动。经常运动不仅可以增加能量消耗，还可以通过增加肌肉比例来提高身体的基础代谢。但减肥过程中可能会存在运动过度及肌肉疲劳的情况，这会影响免疫系统的功能。过量、激烈运动会导致激素水平的变化，特别是儿茶酚胺和皮质醇的分泌增加。这些激素的增加会抑制淋巴细胞的增殖和分化，降低免疫细胞的活性，促进凋亡、诱导免疫抑制，导致免疫系统对病原体的抵抗力下降。

适度的运动有益健康，过度的锻炼会降低免疫力。比如身边有长期跑马拉松的业余人士，经常会出现肌肉过度疲劳，大量的乳酸堆积，这将严重抑制免疫细胞的活性。当人体免疫力下降时，肌肉组织的修复进程会明显放缓，运动后产生的疲劳感也难以快速消退，整体恢复效率将大幅降低。

减肥时，心理健康不容忽视，常见问题有自我认知偏差、饮食焦虑、情绪起伏、社交困扰，以及自我控制和放纵的矛盾。心理问题引发的压力会干扰神经内分泌、炎症调节、免疫细胞与器官功能，致使免疫－神经调节系统失衡，损害免疫功能。脂肪和糖类是人体必需营养素，无法替代。唯有做到营养全面均衡，锻炼合理适度、过程愉悦，才能保障健康。

（许文犁　米日拜班·古丽）

七、治疗特发性震颤的“新科技”

老同学的一位好朋友，老年女性，因发现肝脏肿瘤来诊，手术切除半肝，术后顺利康复。诊疗过程中，发现她有一顽疾，学名为特发性震颤，表现为不受控制的头部摇晃。所以在诊疗过程中不敢对视，有被摇晃得晕乎乎的感觉。据说看遍知名医院和知名专家十年，仍治疗无果。无奈接受现实，不再寻求深入治疗。

听 专家说

1. 免疫细胞治疗助力预防肝脏肿瘤复发，意外改善特发性震颤

术后为了防止肿瘤复发，她选择免疫细胞治疗。通过检测免疫力的状态，查明了降低的免疫环节，抽取自体的免疫细胞在体外培养。两周后特异性淋巴细胞亚群扩增到正常治疗水平，通过输液补充到她的体内。

免疫细胞治疗后，她的身体状态明显好转，胃口好了，精力充沛，睡眠良好，生活质量显著提高，开始了正常的生活。令人惊奇的是，当她再次复查的时候，我们突然发现她的特发性震颤消失了，十年的头部晃动在一次免疫细胞治疗后彻底好转。

2. 神经系统疾病与免疫力紧密关联

神经系统的很多疾病和免疫力密切相关，如肌萎缩侧索硬化（渐冻症）。李先亮教授发现，部分渐冻症患者患病是由严重免疫力降低、免疫失衡致使神经受损引发的。阿尔茨海默病可能也是免疫失衡的结果，有些针对阿尔茨海默病的免疫治疗，能够延缓病情发展，甚至稳定病情。最近已经开始开展免疫细胞治疗阿尔茨海默病的临床试验了。

特发性震颤患者看起来也存在免疫力的失衡，导致在神经调节方面出了问题，自主控制和神经的活动脱离

了联系。经过免疫的调节，重新达到高水平的免疫力平衡，神经的活动再次回到主动可控的状态。

免疫力是生命的氧气，没有了免疫力，生命终将结束。免疫失衡是导致大多数疾病的根本原因。神经系统的疾病，也可在免疫上找到答案。因此可以打开思维，在不同的健康维度上另辟蹊径。未来解决渐冻症、老年期痴呆、特发性震颤和其他神经系统疾病，免疫的大门已经打开，欢迎大家探秘寻宝，创造奇迹吧！

（贾亚男　杨　龙）

八、免疫细胞功能状态量化检测评估指导高危肺结节健康管理

体检发现肺结节严重吗？是肺癌的前兆吗？要马上切除吗？肺结节切不切、如何管理，成了一个让人不能释怀的心病。

听专家说

1. 多种因素会引发肺结节

细菌、病毒等病原体感染，会因机体炎症刺激组织结节样增生，形成“炎性结节”。吸烟、职业暴露及其他疾病也可能引发肺结节。随着筛查技术提升和人们体检意识增强，约50%的成年人会检出肺结节。肺结节虽被视为肺癌的“信号灯”，但90%以上是良性的。结节大小与恶性概率有关，直径超过8毫米，恶性概率增加，需重点关注。一旦发现，应尽早去医院胸外科检查并治疗。

2. NK细胞比例偏低引发多种健康问题

一位女士带着全家老少一起做了PISA免疫状态初级检测，她的父亲董老先生，70岁了，免疫评估报告显示NK细胞百分比为2.51%，远远低于正常参考值下限（10%）。健康人群NK细胞百分比的平均值是19%，董老先生的NK细胞水平只有健康人群的1/8，提示他目前的抗病毒感染、抗

肿瘤能力严重下降。在给董老先生解读 PISA 报告时了解到，他吸烟 40 多年、经常熬夜、平时对很多事情都没兴趣，近期做了全面的体检，但具体哪些指标异常不是很清楚，体检后没人给他分析过体检报告的结果。

李先亮教授为董老先生解释了因为 NK 细胞百分比低导致抗病毒感染、抗肿瘤能力严重下降，需要结合他的体检结果综合分析健康风险，制订精准的免疫健康管理方案。随后，董老先生将他的体检报告电子版发了过来，体检报告显示他目前的主要体检异常结果包括肺结节、血脂异常、脂肪肝、幽门螺杆菌阳性、颈动脉斑块等，其中右肺上叶结节直径约 1 厘米。结合董老先生的免疫评估结果、吸烟等不良生活习惯，李先亮教授与董老先生及其家人沟通，建议尽快去医院复查胸部 CT。

董老先生复查胸部 CT、肿瘤标志物后，医生认为是炎性肺结节的可能性大，建议先进行抗炎治疗再观察肺结节变化。董老先生在抗炎治疗的同时也进行了免疫细胞治疗，补充了自体 NK 细胞。三个半月后复查，PISA 免疫状态初级检测报告显示 NK 细胞百分比为 3.20%，比 NK 细胞治疗前升高了 27%，但依然远低于正常值下限（10%）；胸部 CT 报告显示肺结节直径为 9 毫米，缩小了 1 毫米。

3. 肺结节案例凸显健康管理的重要性

董老先生补充大量自体 NK 细胞后，NK 细胞百分比仍然偏低，提示其健康问题严重，肺结节恶变可能性大。医生建议他尽快前往胸外科就诊。经再次评估，医生认为肺结节恶性不能排除，建议手术。董老先生及时进行肺结节切除手术，病理检查确诊为肺高分化腺癌，属早期肺癌，未侵犯其他组织器官。术后无须放疗 / 化疗，定期复查即可。早期肺癌治愈率高、生存率高、复发率低、治疗费用低。免疫力评估与体检结合，为董老先生早发现肺癌提供精准依据，也为他后续健康维护指明方向。

某医生检查时发现自身存在直径 1 厘米的肺结节，一看结节“长相”就像“坏人”，邀请行业内很多专家会诊，都建议直接切除。该医生已经下了很大决心，准备手术。等待住院期间，听到李先亮教授的免疫力健康课程，顿悟了，觉得可以给自己再多一个选择。于是改变作息规律，适当抗炎治疗，服用提高免疫力的产品。3个月后，奇迹出现，结节消失了，该医生的喜悦之情难以言表。

肺癌发病率与病死率在我国恶性肿瘤中居首，大多数患者确诊时已至晚期，错过根治时机。早期发现肺癌，治疗效果佳、费用低且生活质量高。肺结节是肺癌的早期表现之一，肺结节筛查对预防肺癌、提高早期发现率、降低病死率及提升生存率至关重要。建议40岁以上人群每年进行一次低剂量计算机体层摄影（LDCT）检查。查出肺结节者，除定期复查外，还应定期评估免疫力。了解免疫功能状态，既能辅助预测肺结节变化，又能通过调理措施有效管理肺结节，降低患癌风险。

（樊艳辉　邵俊梅）

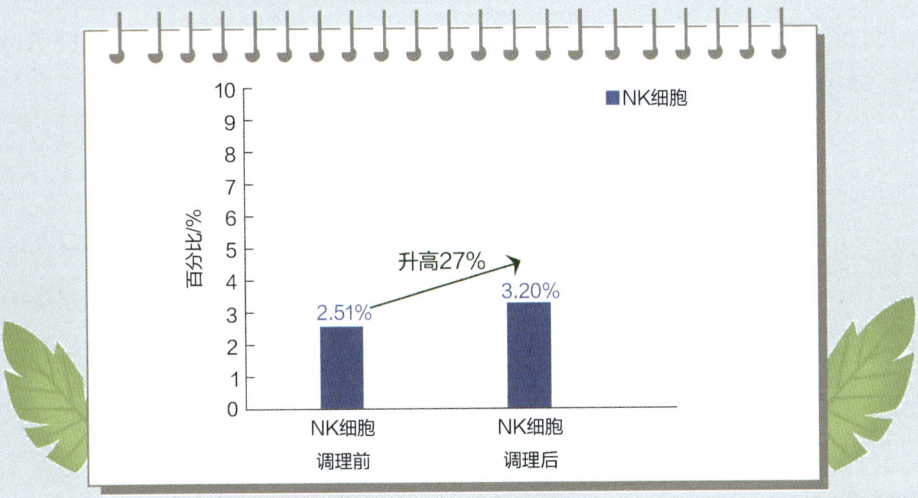

免疫健康管理后NK细胞百分比升高27%

九、“脆皮年轻人”的免疫力不忍直视

如今不少人年纪轻轻，身体却问题不断。学习、工作和生活压力大，不健康的生活方式又难以改变，导致他们饱受健康问题的困扰，普遍处于亚健康状态。而且，糖尿病、高血压等慢性疾病不再是老年人专属，发病呈现年轻化趋势。除定期体检外，年轻人该如何关注并改善健康状况呢？

听 专家说

1. 免疫评估结果：孩子免疫失衡最严重

有一个家庭连续两年都进行了免疫细胞功能状态量化检测评估，他们一家三口，父母52岁、儿子20岁。从年龄上说，儿子应该比父母的免疫力更好，因为一般来说，免疫力会随着年龄的增加而降低，中老年人的免疫力往往比年轻人差。然而，免疫细胞功能状态量化检测评估的结果是：三人的NK细胞比例均低于正常值下限（10%），父亲为9.57%、母亲为6.27%、孩子为2.05%。20岁的儿子免疫失衡最严重，他的NK细胞比例远远低于正常值，T细胞比例高于正常值。

NK细胞、T细胞是抗病毒感染、抗肿瘤的重要免疫细胞。NK细胞比例低、T细胞比例高，免疫处于不平衡状态。NK细胞比例过低，发生感染性疾病、肿瘤的风险高；T细胞过度激活，患过敏、自身免疫病的风险高。在解读一家三口的报告的过程中，了解到这一家三口都有熬夜的习惯，特别是儿子，长期晚上上课、压力大，经常熬夜打游戏，这也是导致NK细胞比例降低的重要原因。不同类型的免疫细胞之间相互作用、协同作战，NK细胞比例过低，T细胞比例就可能代偿性升高，多出一点儿力。T细胞长期激活会导致过敏、自身免疫病，母亲、儿子都已经存在鼻炎、咽炎、食物过敏这些过敏性疾病。

这一家三口都需要及时纠正NK细胞比例过低的情况，特别是20岁的孩子。如果不及时弥补这个免疫漏洞，他们抵抗各种疾病的能力会大大降低，患肿瘤、自身免疫病的风险会增加。结合他们的生活习惯，给他们制订的免疫健康管理方案包括进行深度的疾病筛查、调整生活方式、进行NK细胞治疗，并定期进行免疫细胞功能状态量化检测评估，监测免疫状态。

2. 原因探究：都是熬夜、缺乏运动等不良生活方式惹的祸

这一家三口的免疫状态非常典型，现在二三十岁年轻人的免疫力状况不一定就比六七十岁的退休老人好。不健康饮食、熬夜、缺乏运动、压力大这些不良生活方式对免疫的危害特别大，“弱不禁风”的免疫力让本该身体强壮的年轻人变成了“脆皮年轻人”，会引发很多健康问题，比如导致疲劳和虚弱、更容易感染病毒和细菌、增加患慢性疾病的风险、加剧心理健康问题等。

年轻人尤其是生活方式不健康的群体，每年至少应进行一次免疫力评估。处于免疫失衡状态的年轻人，不宜一年仅体检一次，需增加体检频率。更关键的是，要及时采取合适的方法将免疫调节至平衡状态。充足的睡眠、均衡的饮食、适量的运动与良好的情绪，是维持免疫平衡的关键。免疫失衡的年轻人，务必尽快纠正不良的生活习惯，长期坚持健康的生活方式。只有年轻时为健康积累资本，才能为未来的美好生活筑牢根基。

（王丽华　邵俊梅）

十、深夜的思考从未停止——如何拯救睡眠

睡眠障碍始终是一个困扰很多人的问题，有的人睡眠很好，入睡快，睡得香；有些人入睡很慢，入睡后非常容易醒；有些人入睡后会处于浅睡眠状态，醒后会非常疲劳，跟没睡一样。睡眠障碍是困扰很多人的问题，如何拯救睡眠呢？

听专家说

1. 睡眠障碍的原因

睡眠障碍是影响身体健康的关键因素。睡眠期间，人体会进行细胞修复、新陈代谢、神经修复与放松等重要生理活动。孩童时期睡眠通常很好，孩子往往能快速入睡，困了就睡。然而成年后，由于受多种因素影响，入睡变得愈发困难，睡眠质量也不断下降。比如，压力导致神经紧张，追剧熬夜致使生物钟紊乱，夜班工作扰乱作息等。这些因素会造成交感神经与副交感神经失衡，进而引发难以入睡、浅睡眠等

问题。

2. 案例分享

有一位女士，51 岁，30 多年来一直睡眠质量差、难以入睡，不能很好地休息导致她面色憔悴、疲惫、头晕、头痛、记忆力差、思维混乱等。作为一家企业的中层管理者，睡眠问题对她来说是很大的困扰。她曾经去过多家三甲医院就诊，也寻求过其他方式治疗，但是都没有特别明显的效果。近 8 年需要服用镇静药，有时需要加服抗焦虑药才能入睡，但睡眠时间依旧很短。其间采用了中医治疗，也使用过很多保健品，效果都不太明显。

她出现睡眠问题的原因与她的工作有关，她作为企业中层领导，压力比较大，经常在深夜思考解决方案，对上级领导的工作安排须及时回应及处理，所以导致神经系统不能放松，始终处于紧绷状态，睡眠问题进一步恶化。

一次偶然的机会，她接触到免疫状态检测，检测过后，报告显示 NK 细胞比例低于正常值，处于免疫失衡状态，尤为突出的是 NK 细胞计数 61 个/μL（参考范围：110~896 个/μL），NK 细胞百分比 3.80%（参考范围：10.00%~28.00%）。NK 细胞在体内有着抗病毒感染、抗肿瘤、调节免疫反应等多种功能，NK 细胞比例下降会让身体的免疫防线出现漏洞，所以需要进行免疫调理。

医生建议服用 β- 葡聚糖，坚持服用 3 个月。她在服用 β- 葡聚糖期间也进行了免疫细胞治疗。健康管理专家也给予健康指导建议，对睡眠时间进行了调整，调整在晚上 11 点前入睡，配合适度的有氧运动，帮助身体放松。经过一系列治疗后，她的睡眠质量显著提高，健康得到了恢复。

3. 睡眠的重要意义

睡眠对人体至关重要，睡眠期间，受损细胞得以修复，新细胞生长发育，身体产生更多抗体和细胞因子对抗感染，神经也能放松，就像给人体充电。睡眠时段很关键，中医讲究睡“子时觉”（23:00—01:00）。此时气血流注胆经，阳气生发。睡眠是养护阳气的最佳方式，阳气为生命之本，“阳强则寿，阳衰则夭”。熬夜会消耗初生阳气，对健康不利。此外，睡前泡脚 10 分钟、听轻音乐、适度运动、不吃夜宵等，都有助于入眠。

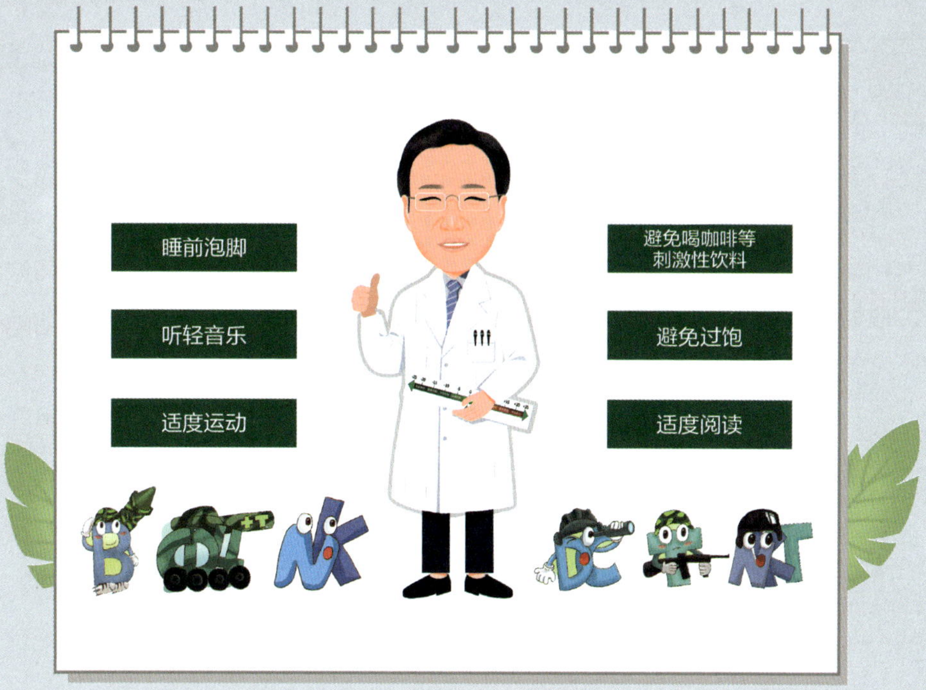

保证睡眠质量很重要

（王丽华　王泰超）

十一、口腔溃疡就像是身体的"警示牌"

身边朋友总被口腔溃疡困扰，吃饭、张口都疼，还反复发作，每次要一周左右才好，严重影响生活质量，甚至导致情绪低落或急躁。有人说是缺乏维生素，有人说是上火，还有人认为是免疫力差，究竟是什么原因？又该如何治疗？

听专家说

有一位朋友，长期患口腔溃疡，采用了各种治疗方法却一直不见好转，甚至也做过活检，没有恶变。面对这个溃疡炎症，朋友一筹莫展，万般无奈。

1. 普及一点儿口腔溃疡的知识

正常情况下，人体内存有细菌、病毒、真菌等机会致病菌，在免疫力低下时才会引发疾病。长期熬夜、过度饮酒、大量抽烟等不良的生活习惯，都会导致免疫力下降，致使身体出现问题。口腔溃疡是口腔黏膜免疫防御能力降低的表现，提高免疫力，这些问题往往能迎刃而解，这便是免疫治疗疾病、维护健康的根本原理。

详细了解这位朋友的生活习惯：第一个是长期熬夜，这是普遍存在的一类问题，大家都知道在影响免疫力的因素中熬夜占第一位；第二个是大量饮酒（或酗酒），这位朋友平均一晚上喝三场酒，有时候还加餐，一晚上连续四场应酬，说他是在酒缸里泡着的一点不为过。因为长期熬夜、过度饮酒会导致免疫力显著降低，所以在检测免疫力前，已经想到了其免疫系统会有问题。检测报告显示他的 NK 细胞比例、B 细胞比例均显著降低，T 细胞也没有好到哪里去。

2. 免疫力下降引发口腔溃疡的机制

总结一下，免疫力下降会导致机体的免疫防线变得脆弱。人体黏膜，如口腔黏膜，有很多免疫球蛋白，B 细胞比例降低会导致免疫球蛋白生成减少、数量不够、功能不足，黏膜就容易出现病变；NK 细胞比例降低会导致机体抗真菌、抗病毒能力减弱，免疫防线弱不禁风，遇到真菌、病毒的侵犯就无力抵抗与战斗。由于熬夜、酗酒等不良生活习惯，黏膜长期处于应激损伤状态。这种持续的刺激与伤害引发黏膜反复发炎，继而形成溃疡。而溃疡创面在未完全愈合时，又会因诱因持续干扰愈合，导致溃疡难以好转。

检测免疫力以后，发现他的 NK 细胞比例显著降低，于是对他进行了 NK 细胞调理。调理后复查，发现

NK 细胞比例从最开始的 4% 恢复到 10%，翻了 1 倍多。此后，他的口腔溃疡在没有使用任何药物的情况下就逐渐缓解、消失了。这是身边很典型的例子。当然，调整生活方式也是必须提醒他注意的！

口腔溃疡是常见口腔疾病，其发生和反复发作与免疫失衡有关，部分情况可能是口腔癌的前期预警。保持良好的生活和卫生习惯，进行免疫功能检测，开展以免疫为核心的健康管理，如调理免疫细胞，增强免疫功能，能缓解口腔溃疡，减轻患者的痛苦，还能预防其他疾病。

（樊艳辉　邵俊梅）

十二、孩子反复病毒感染，怎样提高抵抗力

每到呼吸道传染病高发季，上学的孩子总易中招，甲型流感病毒、乙型流感病毒、支原体、合胞病毒等交替来袭，孩子常嗓子疼、咳嗽、发热。刚熬过春天，秋冬病毒又至。有些孩子感染次数明显多于同龄人，即便家长在饮食起居、运动锻炼上很注意，孩子抵抗力依旧较差。还有哪些方法能帮助这类孩子提高抵抗力呢？

听专家说

1. 儿童频繁感染困境

10 岁的西西这两年频繁遭受病毒、支原体感染。在春季呼吸道疾病高发期，她先后感染了甲型流感病毒、乙型流感病毒、肺炎支原体和新型冠状病毒，反复咳嗽、发热。因疾病，她近两个月没上学，学习落下，一家人十分焦虑。医生诊断西西免疫力差，建议提高免疫力以预防感染。

焦急的妈妈想快点儿提高西西的免疫力，带西西做了免疫状态全面评估（MICA+MISS）。结果显示，西西的 NK 细胞百分比为 5.04%，低于正常值下限（10%）；B 细胞百分比为

19.73%，高于正常值上限（18%）；MISS 免疫状态量化评分为 +5 分，免疫呈轻度激活。

NK 细胞是免疫“警察”，其水平降低表明抗病毒能力下降；B 细胞水平过高，抗体产生能力过度激活，长期可致过敏或自身免疫病。MISS 免疫状态量化评分越接近 0 分，免疫越平衡，正分值越高则免疫过度激活，人体易过敏。

NK 细胞水平降低、B 细胞水平过高、MISS 免疫状态量化评分为 +5 分，西西目前的免疫功能紊乱、轻度激活，最常见的表现就是既容易被病毒感染又容易过敏。经了解，西西从 3 岁起就有过敏性鼻炎，还经常并发过敏性结膜炎，隔一两个月就要复查一次，每次都得吃抗过敏药。西西近两年还经常肚子痛，每次去医院查血常规、C 反应蛋白、腹部彩色多普勒超声等都是正常的，医生诊断为胃肠道功能紊乱。

2. 三级健康管理建议

综合西西的情况及免疫细胞功能状态量化检测评估结果，建议西西的妈妈从饮食、运动、睡眠、情绪四方面入手来改善西西的免疫功能：多在家做饭，减少外食，避免零食、甜品、汉堡、炸鸡翅等高热量食物，适当补充维生素、钙等营养素；多带西西到户外与小朋友一起玩耍、晒太阳；保证西西每晚 10 点前入睡，睡眠不少于 9 小时；适当降低学业要求，多谈心，保持其心情愉悦。

肠道被称为“人体第二大脑”，兼具消化、免疫功能。均衡饮食、补充益生菌、规律运动、保持良好情绪，可维护肠道菌群平衡，增强免疫力。西西的 NK 细胞水平低，服用一段时间酵母 β- 葡聚糖，有助于提升 NK 细胞数量与比例。

经过一整个夏季的调理，西西长高了，也长胖了。复查显示，NK 细胞百分比升至 8.55%，但仍低于正常水平；B 细胞百分比降至 16.87%，恢复正常；MISS 免疫状态量化评分降为 +2 分，趋近免疫平衡。B 细胞水平正常后，西西在 9 月接种了流感疫苗。在 11 月、12 月呼吸道传染病高发期，她仅感染了一次肺炎支原体，服药 3 天就痊愈了。

定期免疫评估能动态监测儿童的免疫状态。保证充足的睡眠、均衡营养，多进行户外活动、晒太阳，关注心理情绪，可提高孩子的抵抗力，降低感染风险。

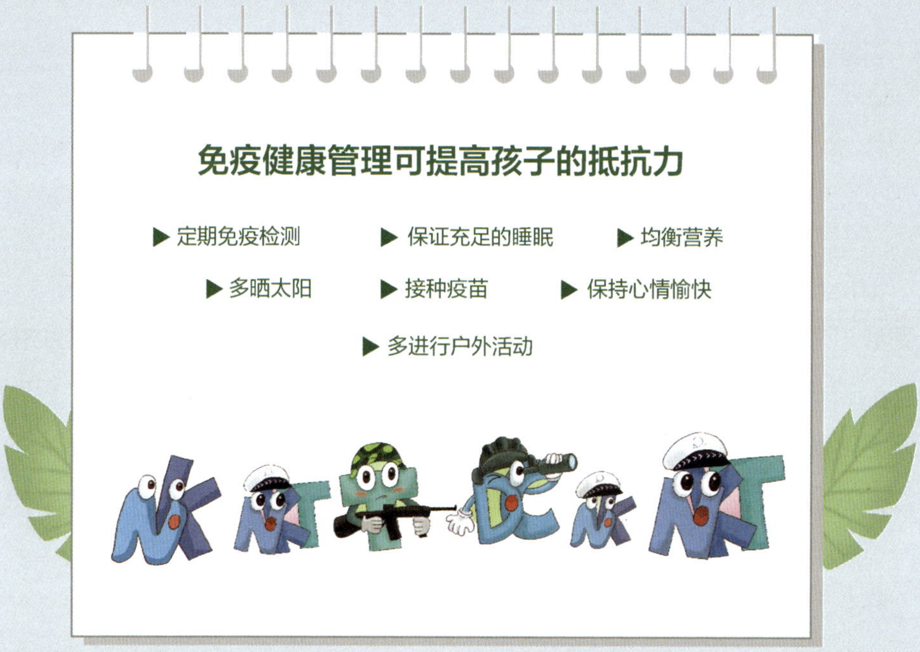

免疫健康管理可提高孩子的抵抗力

（樊艳辉　邵俊梅）

十三、从小就容易过敏，是免疫力太强了吗

从小就过敏，小时候食物过敏症状明显，吃鱼虾会起湿疹，吃杧果嘴唇会肿。长大后，又新增花粉、动物皮毛、紫外线和冷空气过敏，一年四季都得小心防护。不知何时，还患上了过敏性鼻炎和荨麻疹，常喷嚏不断、鼻涕不止、皮肤红肿。有人说过敏是免疫系统对某些物质反应过度，那过敏的人免疫力真的很强吗？这种过度反应能改善吗？

听专家说

1. 过敏的本质：免疫系统功能失衡

过敏并非免疫力强弱的问题，而是免疫系统功能失衡。免疫系统的免疫防御功能，在正常情况下能精准识别并抵御外界有害物质。但过敏人群免疫防御过于敏感，会把花粉、食物蛋白等无害物质误认作“敌军”，启动免疫反应，导致免疫系统功能失衡。不过，免疫功能可以被监测、调节，将失衡状态调至平衡状态不仅能缓解过敏、改善体质，还能预防慢性疾病。

过敏表现随年龄变化，婴幼儿多为湿疹和食物过敏，长大后常见过敏性鼻炎、结膜炎、哮喘等。打喷嚏、流涕、鼻痒、眼痒、皮肤干燥、喘息、咳嗽等，都是常见的过敏症状。

2. 案例剖析：悦悦的过敏历程

一位自幼就过敏的姑娘悦悦，从小到大经历了各种各样的过敏症状，每个年龄段都要面对不同过敏原的挑战，既无奈又紧张。2021 年暑假，17 岁的悦悦第一次进行了免疫细胞功能状态量化检测评估，结果显示，她的 NK 细胞百分比为 3.18%，低于正常值下限（10%）；$CD4^+$ T 细胞百分比为 52.37%，高于正常值上限（51%），而且效应细胞显著激活。一高一低，悦悦的免疫天平处于严重失衡状态。

$CD4^+$ T 细胞百分比长期升高，T 细胞介导的细胞免疫功能长期激活，就会导致过敏、自身免疫病（如类风湿关节炎、系统性红斑狼疮）的发生风险升高。$CD4^+$ T 细胞过度激活的原因与 NK 细胞水平低有关，这是一种为了弥补 NK 细胞功能不足的代偿性升高。提升 NK 细胞数量、比例，有助于 $CD4^+$ T 细胞比例回到正常范围内，促使免疫系统功能逐渐达到平衡状态，减少过敏的发生。

3. 调理成效：悦悦的免疫改善了

悦悦及时进行了 NK 细胞调理，

同时改掉了熬夜的习惯，之后过敏症状得到了显著改善，过敏性鼻炎症状明显减轻了，皮肤状态越来越好，头发也掉得少了，这些现象表明她的免疫系统功能逐渐恢复至平衡、正常的状态。

自2021年起，悦悦每年都会进行免疫细胞功能状态量化检测评估，监测免疫状态。2021年进行了NK细胞调理，2022年评估显示，NK细胞百分比虽未完全达标，但$CD4^+$ T细胞百分比已恢复至正常水平，免疫状态趋于平衡。2023年暑假评估显示，新型冠状病毒感染后，NK细胞百分比降至3.63%，$CD4^+$ T细胞百分比高于正常值。悦悦再次进行NK细胞调理，半年后评估显示，NK细胞比例上升，$CD4^+$ T细胞比例降至正常范围，过敏症状也有所减轻。

悦悦的NK细胞水平还有待继续提升，NK细胞水平提升有助于促进免疫系统功能达到高水平的平衡状态，进一步改善过敏及整体健康状况。

过敏是免疫系统过度反应、功能失衡的表现。遗传、生活环境、长期压力、疲劳、熬夜、失眠等，均会导致免疫失衡，诱发过敏。近年来，过敏患者不断增加，不少原本不过敏的人也开始频繁过敏，给个人和家庭带来沉重负担。世界卫生组织公布的数据显示，我国过敏患病率达27%，约每4人中就有1位过敏患者，且患病率呈上升趋势。

有过敏史或正在过敏者，需远离过敏原和致敏环境，规范治疗，遵医嘱用药。更关键的是，要定期评估免疫功能，监测免疫失衡状况，并通过均衡饮食、适量运动、保持良好的心情及针对性免疫调理等，调节免疫失衡状态，维持免疫系统的良好状态，从根源上减少过敏发生。此外，经常过敏的人还应筛查自身免疫病，如桥本甲状腺炎、类风湿关节炎、系统性红斑狼疮等。

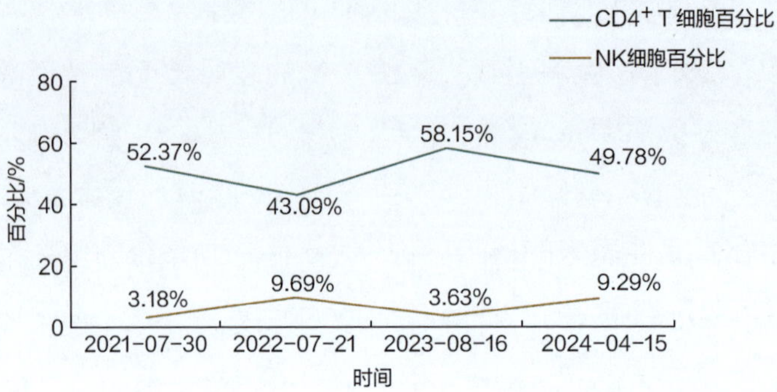

悦悦的 $CD4^{+}$ T 细胞、NK 细胞百分比变化趋势

注：$CD4^{+}$ T 细胞百分比参考范围为 27%~51%；NK 细胞百分比参考范围为 10%~28%。

（王丽华　邵俊梅）

十四、苦寻数月，最终还是选择了免疫调理

俗话说“病来如山倒，病去如抽丝”，充分描述了疾病来得迅猛、恢复缓慢的特性。人人都想拥有强健的体魄，可情绪起伏、生活压力、睡眠饮食不佳等因素，常使身体出现状况，甚至患上令人畏惧的肿瘤。面对肿瘤，除手术、化学治疗外，还有其他应对方案吗？

听专家说

1. 卵巢癌术后的化学治疗困境

有一位朋友的家人，70 岁，2024 年 4 月 30 日行腹腔镜下卵巢恶性肿瘤根治术，术后化疗 10 个疗程，其中有 2 个疗程因不良反应严重而未能完整进行。因化疗药物影响，周身不适

非常明显，无法正常排便，小便不畅，腹胀明显。同年6月和7月进行了2个疗程的免疫细胞治疗后，停了3个月。在11月初，患者感觉腹胀、憋气，不能平卧，食欲减退，朋友发现这样下去不是办法，所以找到李先亮教授。李教授在看完他家人的报告后，建议继续进行免疫细胞治疗。朋友回家后和家人商量了很久，还是决定进行免疫细胞治疗，希望可以维持正常生活。

2. 免疫细胞治疗见成效

在免疫细胞治疗前，先做免疫细胞功能状态量化检测评估，结果显示 $CD8^+$ T细胞比例在正常范围内偏低，引起效应性T细胞比例总体升高、调节性T细胞比例总体下降，导致免疫评分为+1分，为代偿后的免疫平衡状态。

在2024年6月18日和2024年6月27日，进行了第一个疗程的免疫细胞治疗，全身不适症状明显改善，大、小便逐渐转为正常，睡眠尚可，心情愉悦。2024年7月17日和2024年7月22日，进行了第二个疗程的免疫细胞治疗，患者的症状没有特别明显的好转，朋友有些灰心，对下一次治疗产生了动摇。

大约又过去了3个月，患者感觉腹胀越来越严重，伴有憋气，不能平卧，食欲减退，大、小便不利，于是又到医院进行治疗，放置腹腔引流袋处理后有所缓解。在这期间也寻求了多方治疗，化学治疗、中医治疗、靶向治疗、保健品调理，最终的效果未尽如人意。

辗转了几个月，患者再一次选择进行免疫细胞治疗，于2024年11月12日和2024年11月28日，进行了第三个疗程的免疫细胞治疗，并将50mL细胞通过引流管注入腹腔。此疗程完毕后，患者自感精力、体力有所恢复，精神饱满，眼睛炯炯有神，心情愉快，食欲增加，腹胀进一步缓解，排气顺畅了，大、小便恢复正常。目前后续治疗正在进行中。

经过3个疗程的免疫细胞治疗，患者的身体状况达到能够正常生活的状态，腹胀、憋气症状消失，睡眠较好，食欲增加，大、小便正常，心情愉快。患者遇到人就说，免疫调理就是好！调理后身体舒服多了。

3. 免疫系统具有三大作用

一是免疫防御，免疫细胞能高效地清除入侵体内的病原微生物和抗原性异物；二是免疫自稳，免疫细胞能及时精准地清除体内衰老、死亡的细胞，以及代谢产生的有毒、有害物质和废物；三是免疫监视，免疫细胞可快速识别并消灭突变的细胞，降低肿瘤发生风险。在全面检测评估免疫状态后，由免疫与临床专家会诊制订方案，精准合理地调理免疫健康，平衡身体免疫力。这能显著减轻术后及化疗的不良反应，提升生命质量。

（王丽华　王泰超）

免疫系统的作用

一是免疫防御，免疫细胞能高效地清除入侵体内的病原微生物和抗原性异物。

二是免疫自稳，免疫细胞能够及时精准地清除体内衰老、死亡的细胞，以及代谢产生的有毒、有害物质及废物。

三是免疫监视，免疫细胞能够快速识别并消灭突变的细胞，降低肿瘤发生风险。

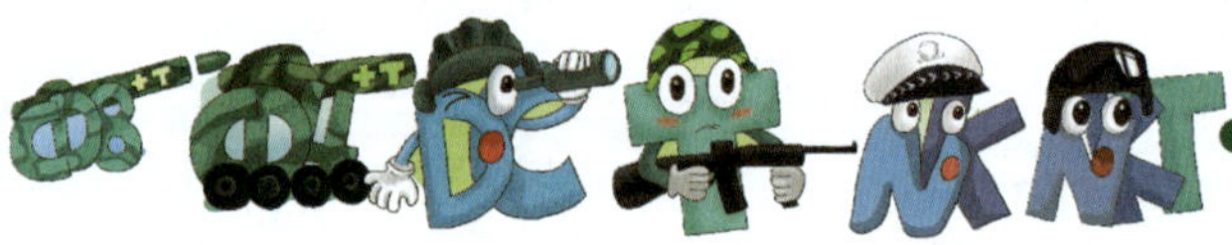

免疫系统的三大作用

十五、亚健康也是病，不理不睬真不行

当前社会，人们愈发关注健康，亚健康问题备受瞩目。亚健康是指个体在生理和心理上有不适，像疲劳、失眠、情绪低落等，可常规体检却查不出具体病症的状态。这种似病非病的状态困扰着很多人。那么，亚健康能否有效改善？有没有办法提前预知风险，以便采取预防措施呢？

听专家说

1. 女性更年期困境

有一位 53 岁的职场女性好友，工作压力极大，常情绪异常、急躁易怒。夜晚，失眠、盗汗、耳鸣接踵而至，导致她晨起萎靡，面色晦暗、皮肤粗糙，精气神大不如前。她的身体状况变差，更年期症状明显，潮热频发，膝关节与足跟也时常疼痛，日常生活与工作受到严重影响，生活质量和幸福指数大幅降低。

2017 年，她找到李先亮教授，李教授建议她先做免疫细胞功能状态量化检测评估，了解身体的各项免疫细胞数据。数据结果出来后李教授惊讶地发现她的 NK 细胞百分比仅为正常值的一半，于是建议她进行 NK 细胞治疗。3 个月后，她明显感受到了身体的变化，精神状态焕然一新，仿佛脱胎换骨，睡眠质量得到了显著提升，疲惫感也一扫而空。此外，还分享说酒量也有所增加，更令人欣喜的是，她的面色变得红润有光泽，皮肤也变得更加细腻光滑，连头发也变多了。这些改善让她对生活充满了新的期待。

1 年后，这位朋友来看望李教授，她说她最近再次出现了精力不济的现象，常常感到疲惫不堪，仿佛体内的能量被逐渐抽空。这种持续的疲劳感不仅严重影响了她的日常生活，还给工作造成了不小的困扰。与此同时，她的膝盖和足跟部位也出现了明显的疼痛，使得行走和站立都变得异常艰难，这极大地限制了其活动能力。更令人担忧的是，她再次陷入了失眠的困境，每晚都需要依靠药物才能勉强入睡，这不仅影响了睡眠质量，也进一步加剧了身心疲惫。

李先亮教授问她最近体能是否过度损耗，她说，近期在忙一个大项目，压力非常大，经常熬夜，饮食不规律。李教授建议她再做一次免疫检测，结果显示 MISS 免疫状态量化评分为 −3 分，处于免疫亚健康状态。根据免疫细胞功能状态量化检测评估结果，李教授建议她进行免疫细胞治疗。1 个月后，她惊喜地发现睡眠有了显著改善。不仅如此，困扰她的左膝和足跟疼痛也在不知不觉中消失了。更令人欣慰的是，每年夏天必犯的日光性皮炎也有了明显好转。此外，随着季节更迭，到了寒冷的冬天，原本冰冷的手脚也恢复了温暖，那些因寒冷而产生的不适感已经一去不复返了。

2. 亚健康状态的界定与重视

WHO 已将亚健康命名为工作倦怠综合征并列入疾病分类列表，这意味着亚健康已属于疾病范畴。在进行亚健康管理时，全面深入认识亚健康至关重要，包括了解其成因、危害和发展趋势。亚健康并非单纯身体不适，而是身体功能失调的早期信号，若不及时干预，极易发展为严重的健康问题。

免疫系统是人体的防线，在身体细胞出现衰老和病变时，免疫细胞都会去解决衰老细胞和病变细胞，因此，定期进行免疫细胞功能状态量化检测评估就非常重要。在免疫防线出现漏洞时，通过三级免疫健康管理，提前改善各种亚健康问题，是健康管理的核心和根本所在。

（刘险峰　王泰超）

十六、早期癌症，免疫调理效果好

肿瘤是现代人极为关注的健康话题。随着医疗技术的进步，体检项目日益全面细致。但不少人在体检发现早期肿瘤时，却感到迷茫困惑。大家不禁想问：“查出早期肿瘤，手术后该怎么办？”如何在早期肿瘤的发现与治疗中找到安全可靠的方法，成了亟待解决的问题。

听专家说

1. 初诊病情：乳腺癌确诊

2019 年，一位 65 岁的癌症患者经过朋友介绍找到李先亮教授，李教授与其沟通时发现她的精神状态很差，面色晦暗，看上去非常疲惫，说话时气息也比较弱。经过沟通了解到，在1年前，她左侧乳房发现直径约2厘米的肿块，然后去三甲医院就诊。经过详细的检查和诊断，确诊为左侧乳腺癌。为了确保病情得到有效控制，实施了左侧乳房改良根治术。手术过程非常顺利，术后病理结果显示是乳腺浸润性癌，幸运的是，淋巴结并未发现转移现象。

这位患者心思极其细腻，想得非常多，而且性子比较急。她特别担心会复发，所以每天都心事重重，家里人看到她这种状态非常担心，怕她这样下去身体会垮。在和她见面之前，她的家人还特别与李先亮教授沟通了她的心理状况。李教授在与她沟通时发现，她始终在意的是会不会复发，复发后该怎么办。李教授告诉她，免疫力是人体的重要防线，只要免疫力好，不用特别担心这些问题。建议她先做免疫细胞功能状态量化检测评估，看看免疫系统的漏洞在哪里。

2. 免疫检测：探寻免疫系统漏洞

2019年7月，李先亮教授根据患者的免疫细胞功能状态量化检测评估结果，建议她通过免疫调理的方法进行治疗。患者在2019年7月至10月期间，分别进行了4次抗原特异性免疫调理。每次调理都是基于免疫细胞功能状态量化检测评估的结果精心设计而成的。最初，患者的免疫评分仅为-10分，经过连续几个月的精准治疗，评分不仅逐渐攀升，而且成功恢复到0分。患者看到自己免疫数据的变化，心情非常好。

3. 免疫调理助力抗癌

在免疫细胞治疗之后，李先亮教授建议她在饮食方面积极调整。改善饮食习惯可巩固免疫细胞治疗效果，因此建议她注重均衡饮食，保证蛋白质、维生素、矿物质摄入，以促进免疫系统正常运转；减少高糖、高脂、加工及油炸食品摄入，这类食物有损免疫功能；多吃新鲜蔬果与富含抗氧化剂的食物，增强身体抗氧化能力，提升免疫力。

对于无明显转移的单纯乳腺癌患者，术后及时进行免疫细胞治疗十分关键。李先亮教授多年的临床经验表明，这能有效改善免疫抑制状态，使患者的免疫力恢复至正常水平，对长期预防肿瘤复发和转移意义重大。手术会导致患者免疫系统受抑制，肿瘤细胞易重新生长、扩散。免疫细胞治疗作为辅助治疗手段，可激活免疫细胞，增强其识别、消灭肿瘤细胞的能力。所以，患者尽早开展免疫细胞治疗，既可巩固手术效果，又能提高生存质量、改善预后，为长期健康筑牢根基。

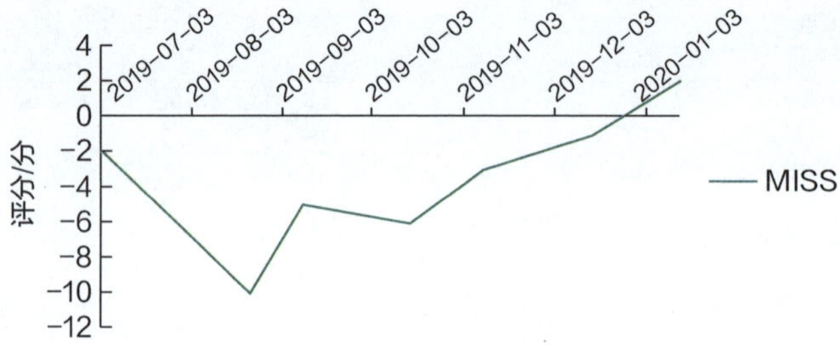

MISS评分变化

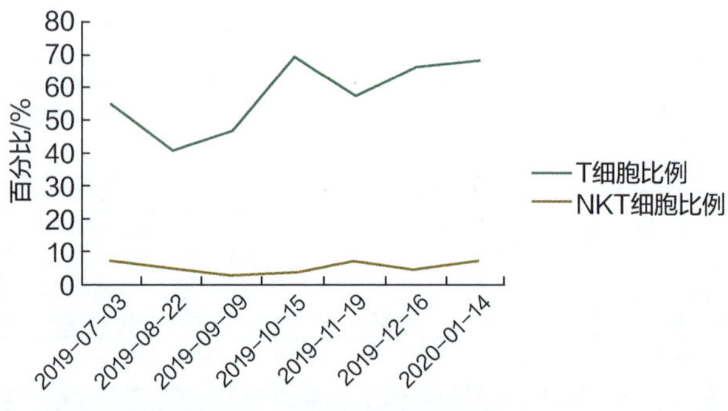

免疫检测数据图（T细胞比例、NKT细胞比例）

免疫健康管理前后数据变化

（刘险峰　王泰超）

十七、长期服用保健品，导致免疫失衡

如今，人们的健康意识普遍提高，大家纷纷通过各种途径来增强自己的免疫力，其中，服用保健品作为一种常见的手段，受到了许多人的青睐。然而，保健品真的可以每天服用吗？

听 专家说

关于保健品，前面的章节有相关内容。保健品可以服用，但是需要适度。不能盲目相信广告宣传。在选择保健品时，也要选择正规品牌的产品。在提高免疫功能方面的保健品上，李先亮教授认为，服用多长时间需要根据免疫评估检测结果来决定。或许很多人会认为，保健品吃得越多、吃的时间越长越好，在这里为大家讲一个发生在身边的真实故事。

1. 过量服用保健品引发过敏危机

曾经有一位朋友，学过一些医学方面的知识，现在在从事健康方面的工作。她非常关注自身健康，加上懂一些医学知识，会给自己买各种保健品，如辅酶 Q10、B 族维生素、大豆异黄酮等。她始终坚信，吃得越多越好，吃的种类越全越好。有一段时间，她压力很大，经常熬夜，认为自己气血亏虚，就开始吃阿胶，吃完之后就开始上火，嘴唇也开始肿起来。停了一段时间后，嘴唇消肿了，保健品又开始吃起来。

过了几个月，她去石家庄出差，晚上卸妆后，嘴唇又开始肿起来，而且非常严重。马上去医院就诊，医生开了治疗过敏的药物，吃了 10 天，加上使用外用药，才慢慢消肿。在之后的一年中，她都不能涂口红。这次过敏让她印象非常深刻。

在一次聚会的时候，李先亮教授了解了她的情况，建议她先做 MICA+MISS 检测。报告结果出来是 +3 分，处于轻度免疫激活状态。免疫细胞功能状态量化检测评估数据显示，$CD4^+$ T 细胞百分比是 54.08%，高于正常高值（51%）。$CD4^+$ T/$CD8^+$ T 的数值是 2.37，接近正常高值（2.87）。

CD4⁺ T细胞亚群激活，数值在上升，CD8⁺ T细胞亚群数值下降。NK细胞百分比为6.68%，低于正常低值。检测结果出来后，李教授建议她将现在服用的保健品都停掉。从三级免疫健康管理着手，改变生活习惯，注重饮食平衡，调节情绪，建议进行免疫细胞治疗。

2. 免疫细胞治疗显成效，免疫平衡是关键

李教授的这位朋友回去考虑了一段时间后，准备尝试一次。在免疫细胞治疗后第一个月，过敏症状明显改善。

在维护免疫力方面，要关注的要点是免疫平衡，就像中医的阴阳平衡。免疫力不能过高，也不能过低。目前市面上很多保健品都宣传能提高免疫力，但是，很多人不知道免疫力需要平衡，过犹不及。在这里，免疫评估检测就能发挥巨大作用。

（刘险峰　王泰超）